医院全质量管理丛书

Modern Hospital
Lifecycle Management of Medical Equipment

现代医院医疗设备
全生命周期管理实践

主　　编　吴锦华　陈　童
　　　　　沈　兵　宋　平
副 主 编　李　群　俞　晔
　　　　　吕雯倩　彭　勃
　　　　　陈文韩
执行主编　许　翔
审　　阅　王兴鹏

上海科学技术出版社

内 容 提 要

本书分7篇,内容涉及医疗器械标准管理以及医疗设备全生命周期管理的理论、医院内管理模块、信息系统、物联网与大数据、医院内管理案例,并对大型医疗设备集中采购管理进行了全面阐述与分析,描绘了医疗设备全生命周期管理的全景。本书为上海市第一人民医院医疗设备全生命周期管理的经验总结与分享。

图书在版编目（ＣＩＰ）数据

现代医院医疗设备全生命周期管理实践 ／ 吴锦华等
主编. -- 上海 ： 上海科学技术出版社， 2023.6
（医院全质量管理丛书）
ISBN 978-7-5478-6206-3

Ⅰ. ①现… Ⅱ. ①吴… Ⅲ. ①医疗器械－设备管理
Ⅳ. ①R197.39

中国国家版本馆CIP数据核字(2023)第099972号

现代医院医疗设备全生命周期管理实践
Modern Hospital
Lifecycle Management of Medical Equipment
主　　编　吴锦华　陈　童　沈　兵　宋　平
副主编　李　群　俞　晔　吕雯倩　彭　勃　陈文韩
执行主编　许　翔
审　　阅　王兴鹏

上海世纪出版(集团)有限公司
上海 科 学 技 术 出 版 社　出版、发行
(上海市闵行区号景路 159 弄 A 座 9F－10F)
邮政编码 201101　www.sstp.cn
上海普顺印刷包装有限公司 印刷
开本 787×1092　1/16　印张 10.5
字数 180 千字
2023 年 6 月第 1 版　2023 年 6 月第 1 次印刷
ISBN 978－7－5478－6206－3/R·2777
定价：98.00 元

编 委 会

主 编

吴锦华（上海市第一人民医院）

陈　童（上海市第一人民医院）

沈　兵（上海申康医院发展中心）

宋　平（北京惠泽智信科技有限公司）

副主编

李　群（上海市第一人民医院）

俞　晔（上海市第一人民医院）

吕雯倩（上海市第一人民医院）

彭　勃（北京惠泽智信科技有限公司）

陈文韩（北京惠泽智信科技有限公司）

执行主编

许　翔（上海市第一人民医院）

编　委（排名不分先后次序）

江一峰　陆辰铭　沈　坚　杨　汛　杨传架　周　磊　施　慧

翁怡毅　崔　力　邹　妮　王培泉　钱家栋　郭万茹　严文杰

徐鑫磊　徐俊涛　贾　迪　方　芳　常　健　缪　文　俞　雷

潘玉琴　王　海　顾俊峰　李　倩　何双双　秦素玲　李朋博

序　言

全生命周期视野下，
精益化管理医疗设备

医疗设备管理是医院管理的重要组成部分之一，它不仅关系到医院的社会效益与经济效益，也与患者生命安全息息相关。医院的医疗设备数量巨大，品种繁多，决定了医疗设备管理是一项复杂而又艰巨的系统工程。传统的台账式、静态、滞后的管理模式早已无法满足医院要求，提高运营效率、注重内涵式发展，通过信息化手段实现医疗设备精细化管理已是大势所趋，国家各部委也已出台多项政策鼓励医疗信息系统的建设与应用。

精细化管理强调将管理工作做细、做精，以全面提高医疗设备管理水平和工作质量，是医疗设备管理超越竞争者、超越自我的需要，是医疗设备管理追求卓越、实现完美的必然选择，也是确保医院在激烈的市场竞争中实现基业长青的重要指导思想和管理理论。新时代下，医院更要创新理念，建立互联网、大数据的信息技术，完善医疗设备精细化管理的解决方案，推动实现医疗设备全生命周期的管理，助力医院降低成本，提高工作效率，最大化实现医疗设备的价值。

为了保障医疗设备的安全、有效，保障人体健康和生命安全，国务院出台了一系列法律法规。

2000 年，颁布了《医疗器械监督管理条例》（国务院令〔2000〕第 276 号）。该条例指出，"在中华人民共和国境内从事医疗器械的研制、生产、经营、使用活动及其监督管理，适用本条例"。

2011 年，国家卫生部颁布的"医疗卫生机构医学装备管理办法"以及"医疗器械临床安全使用管理规范"中也明确要求和强调,各级医院,尤其是二级以上的医院应高度关注和管理医院的医疗设备,并通过实现信息化的管理来提高医疗设备的使用效率和管理效率。同时,世界卫生组织(WHO)认可的认证模式,全世界公认的、代表了医院服务和医院管理最高水平的医疗服务标准 JCI 认证,也对设备管理[设施管理与安全(FMS)]以及信息化管理有较为明确的认证要求。

2014 年 3 月 7 日,国务院颁布了第 650 号令,对《医疗器械监督管理条例》(国务院令〔2000〕第 276 号)进行了修订,以保障医疗器械安全有效、保障公众身体健康和生命安全为立法宗旨,以风险管理作为制度设计的重要基础,做了诸多修改。

2017 年 5 月 4 日,国务院颁布第 680 号令,对《医疗器械监督管理条例》(国务院令〔2000〕第 276 号)再次做了修订,如对大型医疗设备配置和使用方面,明确了大型医疗设备的定义和配置许可、使用、监督、法律责任等内容。针对大型医疗设备的配置和使用管理,目的就是提高设备的使用效率、合理配置医疗设备。

2018 年 4 月 12 日,国务院总理李克强主持召开国务院常务会议,确定发展"互联网 + 医疗健康"措施,减缓设备采购投入、提升医疗资源利用。加快信息互通共享,强化医疗质量监管和信息安全防护。随着科学技术的进步以及人民群众对医疗服务需求的不断提高,各类设备的智能化程度、准确度越来越高,临床诊疗对医疗设备的依赖性也越来越大,其运行状态直接影响临床医生对疾病诊断的准确性。另外,在医患关系比较紧张的今天,"看病难,看病贵"的矛头直指医疗机构,提高医疗设备的使用率、降低采购和维护成本、合理配置医疗设备资源,降低医院运营成本显得至关重要。

2020 年 12 月 31 日,八部委联合发布《关于进一步规范医疗行为促进合理医疗检查的指导意见》(国卫医发〔2020〕29 号),对医疗设备管理提出了进一步要求:加强医疗管理,强调医疗机构的主体责任,加强对医务人员的监督管理,发挥技术规范作用,并利用信息化手段,促进合理检查。加强医疗行为管理,对大型医疗设备检查的管理、药师作用的充分发挥以及临床路径具体指标提出明确要求;加强监督管理,加强信息化监测和监控,运用信息化手段对医疗机构检查结果互认和资料共享情况进行实时监测,对高值医用耗材、高频使用的医用耗材、群众反映突出的检查项目进行实时监控,逐步实现对不合理医疗检查的自动发现、自动提醒、自动干预。对通过监测和监控发现问题突出的医疗机构提出改进要求,促进医疗机构持续提高医疗检查合理性;建立医疗检查监管长效机制,探索建立重点监控目录和超常预警制度,对费用较高的检查项目和明显不合理的检查行为进行重点监控;落实改革措施,科学配置大型医疗设备,卫生健康管理部门要提高大型医疗设备配置规划的科学性和约束性,配置规划要符合医学技术的先进性、适宜性和可及性。推进大型医疗设备资源共享,提高使用效率。

2020年12月25日,国家卫生健康委、国家中医药管理局联合发布《关于加强公立医院运营管理的指导意见》(国卫财务发〔2020〕27号),加快补齐内部运营管理短板和弱项,向精细化管理要效益。推动公立医院高质量发展,推进管理模式和运行方式加快转变,进一步提高医院运营管理科学化、规范化、精细化、信息化水平。

2021年1月12日,国家卫生健康委公布《医疗器械临床使用管理办法》(国家卫生健康委令〔2021〕第8号),自2021年3月1日起施行。该办法对医疗器械管理提出要求:监测、评价医疗器械临床使用情况,对临床科室在用医疗器械的使用效能进行分析、评估和反馈;监督、指导高风险医疗器械的临床使用与安全管理;提出干预和改进医疗器械临床使用措施,指导临床合理使用;医疗机构应建立医疗器械临床使用技术评估与论证制度并组织实施,开展技术需求分析和成本效益评估,确保医疗器械满足临床需求;开展医疗器械临床使用安全管理,对生命支持类、急救类、植入类、辐射类、灭菌类和大型医疗设备实行使用安全监测与报告制度;监测医疗器械的运行状态,对维护与维修的全部过程进行跟踪记录,定期分析评价医疗器械整体维护情况;对医疗器械使用安全事件进行收集、分析、评价及控制,遵循可疑即报的原则,及时报告。

2021年3月15日,国家卫生健康委办公厅发布《国家卫生健康委办公厅关于印发医院智慧管理分级评估标准体系(试行)的通知》(国卫办医函〔2021〕86号),医院智慧管理是"三位一体"智慧医院建设的重要组成部分。为指导各地、各医院加强智慧医院建设的顶层设计,充分利用智慧管理工具,提升医院管理精细化、智能化水平,制定医院智慧管理分级评估标准体系,该体系明确了对医疗设备管理的评估标准。

当前,医疗市场竞争日趋激烈,医院要想求生存谋发展,只有在提高医院服务质量的前提下通过增加医疗收入才能巩固自己的市场地位。而购置、使用具有领先技术水平的医疗设备是增强医院治疗能力、提升医院市场核心竞争力的最直接手段。随着医院规模的扩大、医疗设备资产的增多,相应的医疗设备及医用耗材的维护、管理、资产处置等工作也变得越来越繁重和复杂,传统的手工统计式的管理方式不仅效率不高、查询困难、无法追溯管理、无法参与绩效考核,而且很难做到"科学、有序、有效、全面、直观"的管理,显然已经不能满足设备管理部门日益繁杂的工作需求。

编委会

2023 年 6 月

凡　　例

【宗旨】本书为上海市第一人民医院在医疗设备全生命周期管理中的经验总结与分享,以医疗设备全生命周期管理理论研究为基础,以上海一院的管理实践为案例,探讨医疗设备全生命周期管理的价值与实践之道,供医疗机构参考。

【内容与结构】本书分 7 篇,分别从"医疗器械标准管理""医疗设备全生命周期管理理论""医疗设备全生命周期医院内管理""医院医疗设备管理信息系统""物联网与大数据驱动的医疗设备全生命周期管理""医疗设备智慧管理案例""大型医疗设备集中采购管理"7 个方面深入阐述。

【体例说明】

一、术语说明

- 医疗设备:属于"医疗器械",有关术语沿用业务习惯,未必标以"医疗设备"前缀。例如,医疗设备的标准管理属于医疗器械标准管理范畴,使用"医疗器械标准管理"的术语,而不用"医疗设备标准管理"的表达,相关术语依次类推。

- 医疗器械:"医疗器械"是"医疗设备"的上位词,在本书中不能被完全取代,例如尽管是医疗设备发生了不良事件,但是根据业务习惯,其仍属于医疗器械不良事件,相关术语依次类推。

- 大型医疗设备:"大型医用设备"在本书中同"大型医疗设备",在提及国家有关法律政策时,若其原文使用为"大型医用设备",则引用及介绍时,本书仍使用"大型医用设备",除以上使用场景,本书其他处阐述这一概念时,统一使用"大型医疗设备"的术语。

- 植入类：政策法规文件中，使用"植入类"，在引用或介绍政策法规时，沿用此术语，而不扩展为"植入/介入类"。

- 维护和保养：简称"维保"。

二、医院与部门及人员简称说明

- 采购人：集中采购中的采购人指依法进行采购的国家机关、事业单位、团体组织，其在集中采购活动中享有相应的权利，并承担相应的义务。

- 上海一院：指上海市第一人民医院。所有管理实践均以上海一院为描述对象，不在本书反复指明。理论研究则着眼于医疗行业，不单指向上海一院。

- 维保人员：系维修、保养人员的统称。同理，"维保管理"也是维修和保养的统称。而维修技术人员以及保养人员在必要的语境下，可以单独出现。

- 医疗设备管理人员：维保和技术人员以及管理部门人员都属于医疗设备管理人员，需要细分时，在特定语境再细分。

三、体例说明

- 本书图表不多，以全书为基础进行图表编号。

编委会

2023 年 6 月

目　　录

第三篇　医疗设备全生命周期医院内管理

第六篇　医疗设备智慧管理案例

第七篇　大型医疗设备集中采购管理

参 考 文 献

现代医院医疗设备
全生命周期管理实践
Modern Hospital
Lifecycle Management of Medical Equipment

第一篇 医疗器械标准管理

当前，我国对医疗器械标准管理的研究还相对较少，在监管体系尚处于框架构建阶段的背景下，应注重改善现代医疗器械标准管理思路，从立项、采购、使用管理、维护和保养（维保）、报废等角度出发，进一步提高医疗器械标准的有效、安全执行，进而降低医疗器械不良事件的发生率。因此，应结合我国当前的医疗改革和行政体制改革等发展方向，加强对医疗器械标准管理工作的发展趋势进行探索。同时，我国医疗器械标准中比较侧重安全性，而对有效性标准的研究和制定仍需加强，在今后发展进程中，需要加强对医疗器械有效性标准管理的分析探究，以完善现代化医疗器械标准体系以及管理机制，推动医疗器械的可持续发展。

第一章　医疗器械与医疗设备

一、医疗器械与医疗设备定义

《医疗器械监督管理条例》(国务院令〔2021〕第 739 号)第八章明确,医疗器械是指直接或者间接用于人体的仪器、设备、器具、体外诊断试剂及校准物、材料以及其他类似或者相关的物品,包括所需要的计算机软件。

医疗器械的使用旨在达到下列预期目的:对疾病的诊断、预防、监护、治疗、缓解;对损伤或者残疾的诊断、治疗、监护、缓解、补偿;对解剖或者生理过程的研究、替代、调节或者支持;对生命的支持或者维持;妊娠控制;通过对来自人体的样本进行检查,为医疗或者诊断目的提供信息。

医疗器械的使用目的一般是对疾病的预防、诊断、治疗、监护、保健、康复等。其应用在人体体表和体内的作用,并非是用药理学、免疫学等手段所取得的,但这些手段在一定程度上,能起到良好的辅助作用。所以,医疗器械在临床应用中的范畴不同,其采购和使用意义、使用效果以及必需性价值等也存在一定的不同[1]。

医疗设备一般是指可单独或者组合方式进行使用的仪器、设备、器具等物品。《关于印发大型医用设备配置与使用管理办法(试行)的通知》(国卫规划发〔2018〕12号)中的大型医用设备,是指使用技术复杂、资金投入量大、运行成本高、对医疗费用影响大且纳入目录管理的大型医疗器械。

二、医疗器械特点

(一)品种类型繁多

我国现有医疗器械类型多达几十个大类,每大类中又包含成百上千种型号。由于医疗器械行业内没有建立更广泛的统一标准,所以不同生产企业所生产的同类医疗机械,也存在一定的差异,造成其种类十分繁杂[2]。

(二)使用量较大

在医疗机构的日常运行中,往往需要耗费许多医疗器械,尤其是一次性医疗器械。

（三）技术更新快

当前,我国工业机械制造水平和生物材料技术水平明显进步,医疗器械的技术更新频率也随之大幅提升。并且部分医疗器械逐渐朝精密化、细微化、安全化、高效化和便捷化方向发展。同时在医疗卫生领域,临床诊疗技术的快速发展,出现了更为优质和先进的医疗器械产品,呈现出专业性区分更强的特征。

（四）价格差异较大

医疗器械的品种十分繁多,所以其在价格上表现出梯度较大的特征。例如高值医疗器械与一般医疗器械相比,具有用量较少、用途单一、可选择的规格较少的特点。不过,高值医疗器械通常需要连续供应,不能出现中断。这是因为高值医疗器械往往对患者的生命维持和生活质量改善具有重要作用,其价格相对较为昂贵[3]。

三、医疗器械管理的重要性

虽然医疗器械对患者的诊疗具有较为重要的作用,但其也是一种产品,存在一定的使用风险,而且医疗器械对人的生命安全和健康具有直接且明显的影响。当前,医疗器械不良事件演变为医疗事故的案例逐年增多,因此,应强化医疗器械的管理,降低其使用风险。加强医疗器械管理有利于维护生产企业的社会形象、有利于保障就诊患者的健康安全、有利于提高公众医疗水平,对营造和谐社会具有积极价值[4]。

第二章　我国的医疗器械标准管理

一、标准与标准化

按照 GB/T 20000.1—2014《标准化工作指南(第 1 部分)：标准化和相关活动的通用术语》的描述,"标准"是指为了在一定的范围内获得最佳秩序,通过协商并一致制定由公认的机构批准,可共同使用或者重复使用的规范性文件[5]。其是以科学、技术以及经济等的综合成果作为基础,以实现最佳的共同效益。而标准化是对实际以及潜在问题进行统一规定,基于共同使用和重复使用,保障可以在预定的领域内获取最佳秩序效益的活动。其一般包括标准化内容的编制、发布以及实施等过程。在实践应用中标准化所发挥的作用是在预期目的的指导下,对产品、过程或者服务的适用性进行改进,避免出现贸易壁垒的情况,推动技术合作的进一步良好发展。

二、标准的分类

在我国,对标准的分类具有以下几种通用方法:

(一)按照适用范围以及审批权限等进行划分

1. 国际标准

国际标准是由国际标准化组织(ISO)等制定,经 ISO 确认并公布的标准。

2. 国家标准

国家标准是由我国标准化行政主管部门负责组织和制定、审批的标准。

3. 行业标准

行业标准是由国家相关行政主管部门进行制定和审批的标准,并在国务院标准化行政主管部门进行备案。

4. 地方标准

地方标准主要由省级政府标准化行政主管部门进行相应的制定和审批,并向国家级主管部门备案。

5. 企业标准

企业标准一般是由企业制定,经法人或者法人授权得到主管领导审批后发布实施。由企业法人授权的管理部门进行统一管理[6]。

（二）按照标准的约束性进行划分

按照标准的约束性可分为强制性和推荐性两大类。其中,强制性标准是按照法律规定所必须执行的标准化,如出现违反强制性标准的情况,国家可依法追究当事人的法律责任。而推荐性标准是国家鼓励下的、自愿的具有指导作用且不宜强制执行的标准,这一类标准虽然具有普遍的指导作用,但允许企业按照自身实际灵活选用实施。

（三）按照标准性质进行划分

按照标准性质进行划分通常可分为技术标准、管理标准、工作标准等。通常技术标准包含基础标准、产品及方法标准、安全卫生和环境保护标准等;管理标准是指技术管理方面、生产管理方面、经营管理和劳动组织管理方面的相应标准;工作标准包括通用工作标准、专用工作标准、工作程序标准等[7]。

三、标准体系与标准体系表

根据我国相关规范,将标准体系定义为在一定范围内将其标准按照内在联系,以形成科学的有机整体。其中,内在联系是客观存在的,表达了标准与标准之间呈现相互依存、制约、衔接和补充的关系。利用表格来标识标准体系则构成标准体系表。标准体系表主要作用是有利于描绘一段时期内的标准化发展趋势,因为标准体系能真实地反映出行业范围和专业范围内的整体标准体系状况,进而明确标准水平发展现状,能预测出某一行业和专业的标准化趋势,可确定今后的工作重点和努力方向[8]。同时也有利于为采用国际标准或先进标准等提供全面的情报。由于标准体系的制定,多是参考对应专业范围内的现行国际标准和先进标准的组成、内容、特点、技术水平等,通过系统化的查阅、研究以及分析后形成当前标准。所以通过标准体系表可了解国家标准的不足,进而更好地利用先进标准。此外,标准体系表有利于加快标准的制定和修订,保障标准体系更具有规范化和科学化特点。

四、医疗器械行业现状

（一）发展现状

我国医疗器械行业基于社会经济和生产力的提升,得到了较大的发展。促使各项医疗器械不断升级和更新。根据《2020—2025中国医疗器械行业全景调研与发展战略研究咨询报告》的统计分析,近年来,国内医疗需求的大幅增长,促使医疗器械市场呈现出巨大的发展空间。同时,国家高度重视医疗器械行业的发展,正逐渐加大投入和支持力度,其目前处于快速发展阶段,市场规模日益扩大。并且在"十四五"规划实施背景下国家对医疗器械的扶持力度将持续扩大,在此基础上医疗器械标准体系将会进一步得到整合与健全。

我国的医疗器械标准颁布于 1962 年,起初主要是针对手术器械、医用冰箱、医用 X 射线设备等制定的相关标准,促使刚刚兴起的医疗器械在生产和使用环节符合规范,保障医疗器械的质量达到标准要求。随后在 1981 年,由我国按照当时的具体需求成立了第一个医疗器械标准化专业技术委员会,是制定和修订医疗器械标准的开端[9]。发展到 2004 年,基于现代科学技术和医疗卫生技术的发展,医疗器械行业进入高速发展阶段,原有标准不适应现状,因此,将早期的一些医疗器械标准实施作废,实行符合现代及未来发展趋势的新标准,共立项了国家标准 117 项、行业标准 1 246 项。已发布医疗器械国家标准 131 项、行业标准 958 项。截至 2022 年年底,我国医疗器械国家标准共实施 260 项,包括 96 项强制性标准和 164 项推荐性标准,行业标准共 1 659 项,其中强制性标准 188 项、推荐性标准 1 471 项[数据来源为《中国医疗器械标准管理年报(2022 年度)》]。由此可见,我国的医疗器械标准体系日渐完善。

在新时代下,对医疗器械标准的发展,主要是施行标准化战略,积极推动技术标准战略的整体实施,所以我国对医疗器械标准化的确立原则包含公平性、公正性、透明性、协商一致性、可上诉性。在实施标准化战略的过程中,注重参与国际标准化活动,采用国际标准。另外,推动企业成为医疗器械标准发展的主体,进一步提高利益相关方的参与度,保障标准拟定和修订具有良好适用性。基于标准化战略的实施以促进我国的医疗器械行业及标准得到创新进步,以便于国家标准化工作朝着正确的方向前进。

就目前情况而言,我国医疗器械标准立项和发布方面取得了较好的成就,但在发展过程中其仍存在一定的问题,应重点针对立项、采购、使用管理、维保、报废等环节进一步加强管理[10]。

（二）管理现状

我国的医疗器械标准工作从无到有经历了较为漫长的过程,近年医疗器械领域技术高速发展,促使医疗器械标准管理的重要性越来越凸显。在 20 世纪 80 年代,我国共有 9 个医疗器械研究所负责不同专业领域的标准化工作。至 2021 年年

第一篇　医疗器械标准管理

底,我国已经建立35个医疗器械专业标准化技术委员会或技术归口单位,以适用标准需求的增加。目前,我国医疗器械标准管理的现状有以下3个特点。

第一,为强化医疗器械标准管理,我国逐渐建立完善的分级制监管体系。由国家药品监督管理局负责对医疗器械市场的进入和管理检查,并协调国务院综合经济管理部门、海关检查、产品检验、质量认证和技术监管、市场监督管理等部门进行监督管理。同时在范围上是从国家到省(自治区、直辖市)、再到市县,各级药品监督管理局应按照自身权利来承担医疗器械标准的实施管理工作。具体来说包括国家药品监督管理局负责拟定国家相关标准,例如医用耗材、器具等的达标准则、生产质量条款等,并适时进行修正和落实监管;卫生健康管理部门对医疗器械产品实施分类管理;国家药品监督管理局还负责对医疗器械的注册、安全隐患等开展评价和整改监管、制定医疗器械的生产许可规定、评定和管理医疗器械质量等。各省级药品监督管理机构主要负责所在区域的行政监督、生产许可证、经营许可证、行政审批、审核和备案、第二类医疗器械产品注册、临床、医疗器械注册产品标准、企业备案等。而市县一级的药品监督管理局的责任是在本区域内开展行政监督、行政审批和复核、第一类医疗器械产品注册、医疗器械注册产品标准等工作[11]。

第二,为保障医疗器械管理的有效性,我国逐步完善相关条令和配套法规,出台一系列管理条例和标准,例如国家药品监督管理局明确规定对医疗器械的分类准则,提出注重对医疗器械生产的许可管理、注册问题管理、质量考评和监管、医疗器械的包装和说明管理、实验标准以及一次性无菌医疗器械注意事项等,以此为医疗器械标准管理奠定良好基础。

第三,在医疗器械标准管理的主体方面,企业逐渐成为不可或缺的主体之一。这是由于我国实行国家标准化的基本原则是以企业为主体,注重提高标准的适用性。因此,对医疗器械标准管理越来越重视以市场为导向、以企业为主体,以实现标准的有序实施。近年企业参与标准制定和管理的积极性不断提高,能充分保障医疗器械标准管理的高效落实。例如我国现行的医疗器械国家标准中有一部分是企业参与制定的,其中有的是企业与医疗器械检测中心或者研究所等共同协商拟定的。

当前,我国对医疗器械标准管理尚存在诸多问题,尤其是立项、采购、使用管理、维保、报废等方面,必须对其进行深入的研究和分析,以此制定高效、可行的应对措施,充分确保医疗器械标准得以全面落实,最大限度地降低医疗器械风险,提高医疗水平。

五、存在的问题

(一)医疗器械标准立项存在不规范现象

1. 医疗器械标准立项及转化缺乏系统性

当前我国医疗器械标准管理存在标准立项及转化缺乏系统性考虑的问题。在医疗器械标准立项过程中,经常出现国家标准和行业标准相混淆的情况,例如部分技术委员会将部分属于国家标准序列的标准简单转化为行业标准进行立项活动,从而导致医疗器械标准的整体系统性缺失。例如医用电气设备·第 2 部分(IEC 60601-2)系列标准中,有近 60 项国际标准分别被转化为国家标准和行业标准,其系统性不强,增大了医疗器械标准管理的实施难度,无法确保标准拟定和修正的合理性,对后续具体实施产生了较大的不利影响。因此,在医疗器械标准立项中必须要确保其具有良好的系统性,促使国家标准和行业标准相互补充、相互作用,保证医疗器械标准的全面化,为具体管理工作提供依据和基础[12]。

2. 医疗器械标准立项具有重复性

对医疗器械行业来说,所遵循的各个标准之间都普遍存在客观联系,呈现出相互依存、相互制约、相互衔接和相互补充的特点。通过明确的标准拟定和实施管理,有利于强化产品质量,保障医疗器械的使用安全。在医疗器械标准立项时,还存在一定的重复性问题。例如不同的医疗器械标准化专业技术委员会在立项时,虽然题目不同,但在具体条款上普遍出现内容相近,甚至直接引用的情况。同时在同一技术委员会中的相近立项题目,也存在具体条款内容类似和复制等问题。而且部分医疗器械标准与其他行业的标准具有交叉重复的现象,甚至是地方标准与国家标准、行业标准重复立项等,导致医疗器械标准出现同质化。标准同质化现象不仅影响管理工作的落实,还会导致资源浪费,不利于监督管理。

3. 医疗器械标准在转化和发布上存在滞后性

我国的医疗器械标准在制定和发布过程中,主要遵循的原则是与现实相符合。但实际过程中,医疗器械标准的转化和发布却存在比较显著的滞后性,可能会错过最佳的需求时期,导致管理工作的实效性较差。而出现医疗器械标准转化和发布滞后的主要原因有 3 个方面。其一,我国对医疗器械领域的国际标准研究不及时,

第一篇 医疗器械标准管理

并且国家标准转化时间相对较长,从而出现国内医疗器械标准与国际最新医疗器械标准之间错位和滞后等问题。其二,对医疗器械国家标准的监督比较宽松时,国家标准计划项目的不按时完成率相比于行业标准要高。其三,我国在制定和发布医疗器械国家标准时,程序较多、耗时较长,当标准发布时已经错过实际需要的最佳时期,导致现行医疗器械标准与当前实际需求不符合[13]。除此之外,我国尚未建立专门的医疗器械标准信息整理和提供机构,一般是由国家标准化管理委员会公布医疗器械强制性国家标准,而对推荐性国家标准、强制性行业标准以及推荐性行业标准等,大多是通过中国标准出版社发布。企业查询标准题目,只能通过国家药品监督管理局医疗器械技术审评中心的官方网站进行检索,从而导致电子化在标准利用方面出现一定障碍,导致信息传递不及时,影响医疗器械标准管理工作的有序开展。

(二)医疗器械标准管理中采购问题多

1. 医疗器械采购责任不明确

对医疗器械的采购需要严格按照相关规范和标准来实施,充分明确采购责任以确定执行标准管理的主体,进而在采购过程中更有效的落实国家标准化工作、发挥行业标准的指导和约束作用。但在实际的医疗器械的采购环节,普遍存在责任主体不明确的问题,并且在目前的医疗器械标准管理中,也尚不明确相关标准管理责任。一般情况下,当医疗机构产生某种医疗器械采购需求时,多是由临床科室提出采购申请,而非采购部门。同时,对医疗器械的采购,相关部门设备专业知识缺乏、不熟悉操作规范,只是按照上级或专业科室、医疗设备需求部门的要求进行采购,无法自主选择医疗器械的型号、性能、品牌等,这一过程就会导致采购部门不能依据医疗器械标准开展采购活动,造成医疗器械管理委员会的职能缺失,监督管理工作流于形式,监管作用难以发挥[14]。

2. 医疗器械采购价格透明度不高

医疗器械与其他工业机械存在较大的区别,其应用目的和价值都比较特殊。部分医疗器械的使用目的在于维系患者的生命安全和健康状态,其采购价格相对较高;也有部分一次性医疗器械,其使用量大、品种多,价格相对较低。不同生产企业的产品价格也存在一定差异。因此,为严格落实医疗器械标准,应进一步提高采购价格透明度。但在实际情况下,医疗器械的价格透明度不高,这是因为其对产品精度、技术要求以及科技含量等要求较高,相比于一般的工业机械,医疗器械具有一定的特殊性,不如工业机械的价格透明,同时政府部门也未颁布相关的指导价格。因此,在医疗器械采购中,因价格透明度不高,就可能出现采购回扣、价格虚报过高等问题。除此之外,医疗器械采购价格透明度不高,也很难充分把握其性能,对医疗器械标准的管理不到位,难以确保产品采购质量。

3. 医疗器械采购质量安全缺乏保障

近年来,我国医疗器械不良事件有所增多,在采购环节应严格按照国家标准、行业标准和企业标准实施采购活动,以避免医疗器械发生严重的质量安全问题和隐患。当前,我国医疗器械的采购质量安全仍缺乏坚实的保障。其主要原因是采购标准的制定和实施不完善,缺乏有效的指导性和规范性,从而导致医疗器械标准管理的作用无法发挥,产品安全性和可靠性不足。一旦麻醉机、高频电刀、呼吸机等重要医疗器械的采购质量不合格,则可能引发严重的医疗事故,威胁患者的生命安全和健康。

(三)医疗器械使用管理标准有待完善

1. 使用人员专业素质不高

医疗器械的使用管理还存在人员专业素质不高的问题。例如对医疗器械的国家标准、行业标准等了解不充分、掌握不全面,从而在实际使用的过程中,就会发生诸多问题,很容易产生不良事件。操作人员在使用时忽视医疗器械标准的执行,出现操作不规范、维保不合理等情况,进而导致医疗器械的使用方法不正确,影响安全有效的诊治活动进行,对患者的生命安全和健康产生较大的威胁。另外,还存在医疗器械标准管理人员的标准化管理意识不足的问题。比较常见的现象有医疗器械标准的管理内容掌握不足、对器械产品标志、说明及装备了解不充分。执行医疗器械标准化时,缺乏使用前和使用后的质量检查,如医疗器械不符合相关国家标准或行业标准,则可能引发严重的不良事件。

2. 对医疗器械使用未实现全面管理

根据当前我国医疗器械标准管理的现状来看,在其使用环节缺乏全面管理系统。在实际工作中,部分医疗器械的使用不符合相关法律法规的要求,尤其是对其标准化的动态和系统管理方面,存在一定程度的缺陷和不足,难以符合医疗用品的采集、使用、修复、跟踪采访等,易致一次性医疗器械的使用发生不良事件,对患者安全造成一定的影响。现代医疗条件和技术的高速发展,医疗器械的数量和种类日益增多,如果采用传统的单一管理模式,不仅会影响医疗器械的使用效率和效果,还会导致成本增加等问题,所以结合医疗器械标准在使用环节实行全面管理是十分必要的。

（四）医疗器械维保标准管理不科学

1. 日常维护不到位

由于医疗器械属于易损耗性设备，平时使用频率较高，长时间则会出现一定的损耗而可能影响使用性能。因此，在医疗器械标准的管理中，需注重对其进行维保，以确保使用质量，提高医疗辅助水平。但当前对医疗器械的日常维护存在不到位的问题，如不能及时发现器械的潜在隐患，在后续使用中就会出现不良事件，甚至是医疗事故。其主要原因是医院忽视了对医疗器械的维保，没有严格按照标准化内容实施管理工作。同时也存在缺乏科学有效的维保机制，直接导致医疗器械的使用寿命减少，安全隐患频发。

2. 维修技术滞后

在医疗器械标准中最为关键的是技术标准，在其维保环节，需要依靠先进的、有效的技术进行维保，以更好地适应日益精密和复杂的医疗器械。不过就当前维修现状来说，相关技术及标准与医疗器械的发展速度出现脱节，无法满足其实际的维保需求。例如现阶段新型医疗器械在生产和使用中，融合了现代物理技术、电子技术、网络技术、自动化技术等元素，器械的组成结构逐渐趋向复杂化。而当前的医疗器械标准和技术方法不能有效应对医疗器械故障，维修人员往往依靠以往的工作经验进行检修和保养，极大地增加了医疗器械的安全隐患。因此，技术标准和技术方法的滞后会严重影响医疗器械的使用效率和效果。

3. 维修管理制度不健全

按照我国医疗器械标准的管理内容，应建立完善的维修管理制度，以确保器械使用成效。但很多医院及医疗机构的医疗器械维修制度仅仅停留在形式层面，未建立相应的辅助制度推动实施。同时相关的维修管理培训较为缺乏，导致医疗器械维修存在较大的漏洞，在责任归属方面具有异议。另外，在医疗器械标准管理中，维修主体为医院自身设立的后勤维修部门，缺乏第三方专业维修机构参与，所以就会导致医疗器械维修水平较低，难以满足当前的检修和维护需求，为医疗器械不良事件的发生埋下隐患。

（五）医疗器械报废管理不合理

1. 对报废条件监管不足

在医疗器械标准中，对医疗器械报废具有一定的规定和限制，这是因为医疗器械的性质较为特殊,其使用效果直接关系患者的生命安全和健康。同时部分医疗器械在使用后可能会存在医疗污染等,对环境和人体都会产生较大的影响。因此,达到使用寿命和期限的医疗器械,必须要按照国家标准和行业标准进行处理。但当前我国医院对医疗器械的报废条件监管不足,导致其执行力较差,经常出现医疗器械未达到正常使用年限而盲目报废,或已经达到报废条件但仍应用在相关的医疗诊治活动中,很容易导致不良事件的发生。目前,对医疗器械实行报废处理的原因也相对繁杂,例如临床科室计划购置更为先进、功能更优化的医疗器械,而申请旧的医疗器械报废;因人为操作不当导致医疗器械损坏、使用寿命缩减,申请提前报废;在暗箱操作和中饱私囊的情况下,出现的以及其他不合理申报医疗器械报废等。当对报废条件监管不足时,很容易导致器械利用效率降低,不利于实现标准化管理的目标。

2. 报废流程不透明

由于医疗器械的特殊性,对其实行报废需要严格按照相应的规范化流程。但现阶段,我国部分公立医院的医疗器械报废流程不透明,易造成国有资产受损。目前,在公立医院中对医疗器械的报废流程主要涉及医疗器械的使用科室、经管部门、卫生健康管理部门、财政部门、国有资产监督委员会等,其流程复杂而且周期较长。部分医疗器械已经达到报废标准和条件,但因审批流程未结束,导致新器械无法购置,仍需继续使用待报废器械,就会导致临床诊疗工作出现较大的安全隐患。当对某一医疗器械进行报废处理时,由于审批的滞后性,导致财务处理不及时,原本应报废的医疗器械资产仍存留在账面上,导致医院的财务信息不准确,影响医疗器械预算和成本管理。医疗器械已经报废,不过在未接到报废处置指令前,对报废器械往往缺乏管理和维护,影响回收利用价值,可能会导致国有资产流失。

3. 报废器械处置不当

在医疗器械标准管理中,报废环节存在的主要问题是对已报废的医疗器械处置不合理。比较常见的现象有未对报废医疗器械开展充分合理的残余价值评估,进而导致出现部分具有回收利用价值的器械被廉价变卖处理、对无利用价值的医疗器械集中闲置堆放,占用库房面积,造成医疗用地浪费和不科学使用等。这种现象与我国现行的医疗器械标准化内容严重不符,亟需采取有效措施进行解决,以促进医疗器械报废标准的有效实施。

六、改进思路

(一)加强医疗器械标准立项工作

1.规范立项原则

针对医疗器械标准的立项问题,应进一步规范立项原则。对我国医疗器械标准化专业技术委员会的工作流程和职责进行规范,应在法律层面上明确权责,避免医疗器械行业标准立项题目不合理占用国家标准立项题目的问题。在具体实施过程中,应在每年医疗器械标准立项之前,基于总体制定合理优质的标准体系,优先考虑重要的标准项目,重点对容易出现立项题目混乱的标准项目进行管控。同时应建立预立项机制,以便于为医疗器械标准的立项工作争取更多的时间。

2.合理布局国家标准及行业标准

《医疗器械监督管理条例》(国务院令〔2021〕第 739 号)指出对医疗器械国家标准的立项项目,应包含涉及人体健康和人身财产安全等通用技术,以此避免医疗器械标准在立项过程中出现的重复性,应合理布局标准体系,促使各个领域的医疗器械标准立项具有代表性和典型性,防止出现标准重复或者相近等情况。另外,还需注重对具有相近内容的立项题目或条款等进行审查,通过积极协调来避免后期各标准出现重复问题。

3.提高信息传递与反馈效率

为有效解决医疗器械标准立项存在的滞后性问题,应注重提高信息传递和反馈效率。首先应提高相关医疗器械标准拟定部门的信息收集效率,并确保搜集数据具有准确性和及时性,便于制定和发布符合实际需求的医疗器械标准。其次,应进一步加快医疗器械标准制定和发布过程中各个部门信息传递的效率,以此提高相关医疗器械标准的制定和发布速度,更好地适应某种医疗器械标准的实际需求,更好地指导医疗器械使用,发挥医疗辅助功能。

(二)强化医疗器械采购标准管理

1.严格按照法律规范落实采购责任

为强化医疗器械采购标准管理,应严格按照我国现行的相关法律规范,进一步落实采购责任。在实际管理工作中,应完善医疗器械采购的国家标准、行业标准和企业标准,促使采购人员有法可依、有序可循。同时建立医疗器械采购责任机制,从采购主体到采购实施人员,全面落实责任,确保采购职责有效发挥作用,按照医疗器械标准实施有序、科学的采购工作,保障产品符合实际需求。另外,需要对采购人员的综合素质进行提升,可通过专业培训、专家讲座和政策知识学习、标准知识学习等方式,提高采购人员的工作积极性和认真负责的态度,例如在实际工作中应依据医疗器械标准,针对产品的运行成本、市场占有率、评价指标、原理、组成结构、性能功能、配置等情况进行综合分析和评估。确定所需医疗器械的规格、数量、型号、时间等,充分提高医疗器械的管理水平和能力。

2. 实施院内议标、招标采购模式

要想提高医疗器械标准的管理水平,应注重提高其采购价格的透明度,以了解产品性能和各项指标,保障采购质量。因此,医疗机构需依据医疗器械国家标准和行业标准,实施院内议标、招标采购模式,即针对医疗器械的采购需求,在院内进行公开议标、招标。例如每年对医用耗材等进行议标、招标采购,由采购部门在医院网站上公开招标公告,对医疗器械采购招标项目进行详细描述,包含招标项目的名称、数量规格以及性质等。这一过程必须保障投标人超过 3 家才可实施招标,如不满足这一要求,应告知相关主管领导,经同意后实行招标工作。在规定时间内,结合医疗器械标准组织开评标,坚持科学合理、公平公正的原则,开展全面的考察评价工作。

3. 注重对医疗器械的质量安全检查

在采购环节中对医疗器械标准的管理,主要侧重于对其质量安全的检查。一般情况是由经过国家批准的相关部门对医疗器械质量进行检验和审查,保障供应商具有合法的《医疗器械生产许可证》《中华人民共和国医疗器械注册证》等证件,并对医疗器械的包装标准进行检查,应印刷有国家标准和行业标准所规定的证号、产品名称、使用期限、生产厂家、生产地址、联系方式等,确保医疗器械质量标准得到全面、有效的监督管理,保障产品使用安全。

(三)完善医疗器械使用管理规范

1. 加大使用人员培训力度

针对医疗器械使用管理的标准化管理,应强调提高人员培训力度。通过培训手段促使操作人员及管理人员充分掌握医疗器械标准内容,正确区分国家标准和行业标准,丰富专业知识、提高业务能力。同时应注重加强工作人员的责任意识,严格遵守相关规章制度和医疗器械标准化内容,强化法律观念、医学意识,正确操作医疗器械、规范使用方法。同时要保障医疗器械标准与实际需求相适应,提高其使用效率和性能,发挥医疗诊治作用,提高现代医疗卫生水平。

2. 建立健全医疗器械使用全面管理系统

随着我国进入信息化时代,对医疗器械标准的管理应结合先进的信息技术,以便于实现全面管理。因此,可按照国家药品监督管理局所颁布的质量控制标准,在医疗器械使用管理中引入现代科学技术和法律因素,严格按照国家标准和行业标准等对医疗器械的使用情况进行监督管理,尤其是注重医用耗材的出入情况,并监督其使用后回收等,以实现使用过程的全面管理,积极落实医疗器械标准和条款。

(四)提高医疗器械维保标准管理水平

1. 落实日常维护工作

为有效提高医疗器械维保标准管理水平,达到国家标准和行业标准,应积极落实日常维护工作。因此,有关管理人员需严格按照医疗器械的维修标准,开展日常维保工作。强化平时检查医疗器械运行状态,及时发现潜在安全隐患,采取预防性措施,尽量延长医疗器械的使用寿命,减少因使用不当而导致的不良事件或医疗事故。通过执行医疗器械的国家标准和行业标准,提高日常维护工作水平,保障器械运行效果最优化,更好地发挥其医疗诊治功能和作用。

2. 引进先进维保技术

根据医疗器械技术标准的管理要求,应在维保环节引进先进的技术,促使其与医疗器械发展水平相适应,以减少其存在的隐患和问题。例如医院可组织建设高素质维修人才团队,通过强化招聘和人才引进政策,提高维修人员的整体素质。还要与医疗器械生产企业进行良好、有效合作,定期开展技术交流和疑难问题探讨等活动,动态更新医疗器械维修技术,制定详细的、完善的维修方案。同时鼓励社会化第三方专业维修机构与医疗机构建立长期合作关系,结合医疗器械标准及产品发展实际,共同开发先进的医疗设备维修技术,健全维保方案,以此实现医疗器械的向前发展。

3. 革新医院维修机制

为有效强化医疗器械标准管理能力,应在维保环节结合实际,对医疗器械维修机制进行革新。因此,医院应基于医疗器械的使用情况、责任主体部门等,建立并完善维修机制,严格落实各个维修环节的负责人与具体任务,避免医疗器械发生故障或者后续使用出现不良事件而发生推卸责任的情况。同时可在医院内建立与维修制度配套的奖惩机制,激发维保人员的工作积极性,避免医疗器械安装、使用过程中出现暴力拆装的行为,进一步提高医疗器械维修效率。除此之外,应建立定期故障检查和维修机制,与日常维护相结合,形成全面化的医疗器械维保体系,促使其工作充分符合现行发布的医疗器械标准化管理内容要求。

（五）建立完善化的医疗器械报废标准管理体系

1. 加强医疗器械报废条件监管

结合医疗器械标准管理工作的要求,应注重对报废条件的监管力度,即针对医疗器械的报废处置采取节流工作模式。应根据医疗器械报废涉及范围较广的特点,联合财务、维修等部门,建立多学科的医疗器械报废鉴定小组,对不同品种和型号的器械开展科学全面的报废评估鉴定,形成报告以支持报废监管工作的实施。这一管理过程中,应保障评鉴成员了解和掌握医疗器械标准内容,通过员工推举和技术、业务、知识考核等,确定最终成员。对提出申请报废的医疗器械进行全面鉴定,如果符合报废条件,则落实相应措施;如不符合条件,应开展维保工作,提高医疗器械的使用效率,实现标准化管理。

2. 采用信息化管理规范报废流程

为保障医疗器械标准管理的有效性,则需要基于信息化手段对其报废流程进一步规范,促使其能满足我国现行的国家标准和行业标准。因此,应积极做好医疗器械清查监管工作,定期开展器械账目及使用情况。如果发现医疗器械存在损坏情况,要合理区分正常损耗和人为损坏,对人为损坏应追究相关责任人,保障医疗器械的合理使用,实现标准化管理目标。当确定医疗器械需报废时,应按照企业标准进行报废程序申报,组织相关技术人员开展鉴定评估。在鉴定报告中应详细描述医疗器械的报废原因,例如超过使用期限、器械性能落后、无法维修等。为加强流程的有效管理,可借助信息化系统进行辅助,可实行互联网监管,确保医疗器械标准得到全面管控。同时可在信息化系统中实现医疗器械报废申请、鉴定评估、审批、处置等流程,尽可能缩短报废程序的审批周期,高效处置报废医疗器械。

3. 基于残值评估合理处置报废器械

根据医疗器械标准管理要求,医疗器械报废的最终环节并非是报废审批,而是对报废器械的正确处置。因为部分医疗器械具有特殊性,不能作为废品进行损毁处理,也不能无限闲置,应正确对其进行回收利用。所以在报废环节应按照医疗器械的国家标准和行业标准积极开展残值评估,为医疗设备处置提供依据和借鉴。在具体实施过程中即可综合考虑以下几个方面:对医疗设备进行残值评估后,如经维修后可再利用,则可对其发生故障或磨损的零部件开展检修、更换,维护其正常使用性能。针对报废医疗设备应实施折价回收。随着科学技术的不断发展,越来越多的新型医疗设备上市,以弥补现有医疗设备存在的缺陷。而将报废医疗设备进行折价回收到厂商,能实现双赢。科学协调和配置医疗设备报废前的资产。部分报废医疗设备的性能可能不符合医疗治疗标准,无法实现诊疗效果,但仍可用于基层医院疾病筛查和教学实践中。因此,可对报废医疗器械施行转赠处理,发挥其剩余价值。

4. 建立、实施有效应对策略

在现代卫生健康体系不断完善的背景下,注重药品安全的同时也应关注医疗器械的标准化问题,以保障我国医疗水平和安全性整体得到提升。虽然我国在当前已经初步建立相对完善的医疗器械法规体系,可支持医疗器械标准的发展和创新,但与发达国家相比,仍存在较大的差距,尤其是在医疗器械标准管理领域。

为充分提高我国医疗器械标准管理实效,应积极采取有效的应对策略。针对医疗器械标准立项问题,应进一步规范立项原则,合理布局国家标准及行业标准,并注重提高信息传递和反馈效率。对医疗器械采购标准问题,应严格按照现行法律规范全面落实采购责任,并积极实施院内议价招标采购模式以及侧重医疗器械质量安全检查等。为解决医疗器械使用标准管理问题,应加大工作人员的培训力度,提高综合素质。同时建立健全医疗器械使用全面管理系统,促使标准化管理渗入整个使用过程。加强医疗器械维保标准管理水平,应有序落实日常维护工作,引进和更新维修保养技术,并对医院的医疗器械维修机制进行革新。应对医疗器械报废标准管理存在的不足,需加强对报废条件的监管,借助信息化手段推动报废流程的规范化和高效化,最后通过残值评估来对报废医疗器械进行合理处置。

第三章　国内外研究现状

一、国外研究现状

发达国家的医疗器械标准化管理体制建立相对较早,而且制定了比较完善的法律法规,实施相应的标准化战略,以推动医疗器械标准管理形成完备的体系。开始于18世纪60年代的工业革命,促使生产力得到较大提升,在市场竞争日益激烈的背景下,标准化成为科学管理的重要手段之一。而随着全球范围医疗卫生水平的不断提高,对医疗器械的依赖性越来越强。由此各国对医疗器械的安全性日益重视,纷纷提出相应标准以实现全面管理,提高医疗器械的监管水平,更好地发挥其功能和效用。

对国外医疗器械标准管理的研究,主要是以美国为代表,其先从法律角度上认可自愿性标准体系。1980年,美国鼓励联邦政府机构参与非官方标准制定和使用活动,推动了医疗器械标准被产业界所采用。2000年,美国建立了医疗器械标准框架,从战略层面上推进标准管理进程的发展,并建立专门的医疗器械监督管理机构,合理限定监管职能,负责监管生产者对相关法律法规的履行情况。基于此,国外学者对医疗器械标准管理的研究主要集中在上市前审批管理和质量管理,例如在上市审批管理的研究讨论中,埃内斯托·伊丹萨(Ernesto Iadanza)(2019)提出第一类医疗器械和第二类医疗机械必须要在上市前发布通告,第三类医疗器械则要提交上市前审批,目的在于保障医疗器械的安全性、有效性和合法性,他从质量体系法规的角度出发,提出对医疗器械进行质量认证,并对生产企业进行定期审核,如符合质量体系法规的要求,则可颁发证书[15]。这种观念和实践模式被多个国家所借鉴,是近年实行医疗器械标准管理的主要模式。

欧盟是全球第二大医疗器械生产和消费区域,其对医疗器械标准管理有相对较长的时间,同时也积累了相对丰富的经验,对我国具有一定的指导意义和作用。尤其是以英国、德国和法国为代表的国家,他们在20世纪90年代初期,就已经形成了相对完善的医疗器械管理体系,例如英国的生产企业注册制度、法国的临床试验制度、德国的医疗设备安全法规等。随着医疗器械市场的不断扩大、医疗器械不良事件增多,欧盟由此在统一市场条约中颁布了关于医疗器械标准管理的指令,例如有源植入医疗器械指令、医疗器械指令和诊断试剂指令,以协调各个成员国的医疗器械技术标准。在此框架之下,部分学者进一步提出了医疗器械标准管理的新建议,例如内文·萨利赫(Neven Saleh)等(2017)提出对医疗器械的管理首要注重安全标准,通过从立项一直到报废,建立医疗器械全生命周期的安全性管理,并移除重视第三方认证机构作用的条款,采用标志认证的方法,以保障医疗器械的质量[16]。该观点对我国具有一定的借鉴意义,尤其是第三方认证和检测,有利于进一步规范医疗器械标准管理秩序,提高行业整体发展质量。另外,欧盟的医疗器械标准管理主张实施不良事件报告制度,其与美国管理模式大致相同,即要求生产企业向各国的政府主管部门报告不良事件和召回,以便对不符合标准的医疗器械进行适当的处理。

二、国内研究现状

我国对医疗器械标准管理的研究起步相对来说较晚。现阶段国内对医疗器械标准的定义指医疗器械产品质量规范的技术性文件,主要包含国家标准、行业标准与注册产品标准。其中前两项为全国范围内统一的技术要求,后一项主要是针对生产企业而言,保障产品的安全性和有效性,多数是由各地方市级以上的药品监督管理部门按照我国行政法规执行复核的产品标准。

国内学者在新时期下对医疗器械标准管理的研究,集中在管理模式、产品责任主体、质量体系、上市前后控制以及处理方式等,研究方法多数是与国外现状相比较。例如孙业等(2020)提出我国医疗器械管理是单独立法,采用的是工程管理模式,配合标准为导向实施管理监督,这种方式相比于美国的药品法规附属管理方式,缺乏严格性,而且未能建设健全的产品数据库,导致医疗器械标准管理存在效率低、漏洞多等问题[17];而黎聪等(2019)则从层级结构上入手,探讨我国医疗器械标准管理的监管机构,在实践中主要是建立 4 个层次,包括国家级、省级(自治区、直辖市)、市(地)级、县级监管机构[18],其在研究中认为这种垂直管理方式对医疗器械标准管理的重视程度不强,应改善下一级机构直接接受上一级机构的领导现状,以便于实现灵活监管。许慧雯等(2019)主要是从质量体系上展开研究,其提出我国虽然具有一定的医疗器械质量标准体系,但缺乏相应的技术支持资源,导致监管监督均相对被动,往往是发生不良事件或事故后,才进行调查和处理,无法有效预防和减少不良事件的发生[19]。在此基础上,倪佳晟(2019)对医疗器械的上市前控制和上市后控制进行了研究,我国目前施行不良事件报告制度,但缺乏配套的独立法规,导致医疗器械标准难以在上市前进行有效执行,在上市后也很难发挥指导和监管作用[20]。于欣(2019)通过中美医疗器械标准管理对比,发现我国的处理方式以处罚为主,而美国则在处罚之外,更注重对不符合标准的行为进行纠正[21],即美国对非故意、影响较小、对人体未产生危害的行为给予主动纠正的机会。我国虽然对轻微违法行为的处理未做明确规定,但处罚方式多种多样,如责令停产、没收违法产品及所得、罚款、吊销经营许可证等。在执行模式上,美国采用集中式管理,我国实行分级制管理。这是由于美国医疗器械法规的执行机构性质为中央集中管理,我国则按照管理部门结构采用分级制,由国家卫生健康管理部门负责处理高风险产品、省级卫生健康管理部门处理风险相对较低的产品。

综合国内外的研究现状,可以发现这些研究多是从法律制度、监管机构、处理方式等宏观层面进行的研究,对医疗器械标准管理的立项、采购、使用管理、维保、报废等具体环节很少涉及。因此,还需着重探究医疗器械标准管理的细节化问题和对策,以完善我国的理论研究,更好地指导管理实践。

現代医院医疗设备
全生命周期管理实践

Modern Hospital
Lifecycle Management of Medical Equipment

第二篇 | 医疗设备全生命周期管理理论

随着我国医疗事业的不断发展，医疗设备应用频率和水平大幅提升，在为医疗诊断提供便利的同时也存在着一定风险。因此，必须注重对医疗设备全生命周期的管理，并将其作为医疗设备市场准入以及上市监管的重要依据。当前，世界各国均针对医疗设备的管理制定了相应的理论框架和实践选择，形成融合多方标准和法律法规的管理体系。但就我国而言，在医疗设备市场快速发展的背景下，仍需进一步采取有效策略，从全生命周期角度提高管理实效，为我国的医疗设备的安全应用提供借鉴和参考，尽可能降低不良事件发生率。

第一章　管理的阶段性

医疗设备是医疗卫生事业的重要组成部分,其能在诊断、手术、制药、康复等方面发挥积极作用,充分提高医疗服务质量和效率。因此,强化医疗设备全生命周期管理,有助于保障医疗设备的使用性能,为医疗卫生活动提供较大的支持。为此生产企业应在国家药品监督管理局的有效管理下,科学合理的识别、评估以及控制医疗设备风险,以防止后续发生医疗器械不良事件和医疗事故。

医疗设备全生命周期管理的研究具有一定的理论意义和现实意义。首先我国人口老龄化趋势加速,因此,医疗健康成为人们的主要诉求之一。并且我国已经成为世界第二大经济体,通过医疗设备全生命周期管理,有利于推动医疗健康产业的投资平稳发展。其次,医疗设备产业的高速发展,为降低不良事件报告率,应对其管理进行系统化、标准化建设,改善以往的产品注册文件审核监管模式,形成全生命周期的监督管理,有利于促进医疗设备行业健康发展。最后,管理是医疗设备全生命周期中的重要核心,对不良事件认定、市场召回等有较大的影响,所以加强管理有利于完善我国的医疗设备监督管理办法,提高实际操作能力,保障医疗卫生事业稳定、有序创新前进。

目前,对医疗设备管理的分析标准依据通用的 ISO 标准,ISO 标准具有较高的专业性、通用性和权威性,在世界范围内具有广泛的认可度和适用性。在此基础上,美国按照标准重新修订了健康危害评估以及健康评定等准则,成为全球通用的、具体的医疗设备管理标准。这一医疗设备管理标准一般由 4 个要素构成,即风险分析、风险评价、风险控制以及生产与生产后信息。其中,风险分析与风险评价是管理的起始阶段,主要是指按照医疗设备的预期用途或者目的等产生危害进行评定,包括危害处境和损害,前者是人员、财产、环境接触到一个或多个危害的情况[22],后者是指对人体健康造成伤害或出现身体创伤等。当前我国的医疗设备风险分析标准尚未对损害的严重性和发生概率的度量准则进行强制规定,仅提供部分范例作为提示。国内医疗设备安全风险的法律保障和依据主要以《医疗器械监督管理条例》(国务院令〔2021〕第 739 号)为主,同时包括近年来出台的一系列政策、管理办法等。这些法律法规对医疗器械注册、生产、经营与使用、不良事件处理及市场召回、监督检查、法律责任等进行了明确,可在开展风险分析的过程中将其作为重要依据和参考。

基于全生命周期的医疗设备管理,通常可分为以下 7 个阶段。

一、项目策划阶段

这一环节是进入实质设计活动之前的管理,此时医疗设备产品的设计方向已经基本被确定。因此,为防范风险,首先应确定产品的目标市场、产品类型、预期用途、同类型产品参考、历史数据、同类产品不良事件报告现状等,以此作为医疗设备产品开发设计中的管理依据。同时医院需要综合考虑医疗设备的使用风险、设计研发风险、制造风险、储存和运输风险等。通过在该阶段进行全面的分析和评价,以充分保障管理具有良好的实效性[23]。

二、产品设计开发阶段

产品设计阶段将依据目标用户的需求开展设计输入和设计输出,并进行设计验证和确认。此阶段的管理主要侧重于使用、设计、生产以及储存和运输等环节。

三、产品使用管理

产品使用管理是注重医疗设备的使用过程和人为操作因素以及可用性等,有效识别每个使用步骤可能出现的风险。另外,采用可用性测试的方式对新风险进行识别并证实已识别风险源。一般情况下,管理人员可利用生效模式以及影响分析法等,对产品使用时可能出现的差错进行识别和评估。如果出现不可接受的风险性,则必须要实施对应的风险管控手段,例如重新设计、设置警报、说明书阐述警示性信息等,将可能出现的风险要素告知使用者。

四、设计风险管理

按照产品自身的复杂程度,对其设计风险的复杂性具有较大的影响。以大型医疗设备为例,其产品设计管理的难度相对较大。通常需要掌控系统、子系统以及模块等设计开发。相关人员在研发时基本会通过一系列的试验或者测试等,有效确定系统、结构、材料、功能设计风险,并明确风险危害程度的大小等[24]。

五、产品生产管理

当医疗设备的结构材料以及技术、性能指标等得到确认之后,可对该设备的生产过程进行有效的开发和设计,并在生产过程中严格按照管理的原则和宗旨,对可能存在的风险源进行识别和评估。当确定生产过程后,需开展样品生产活动,及时发现一些安全风险问题,判断风险估计的准确性、风险识别的全面性以及风险程度的可接受范围等,必要时应采取有效的风险控制措施。

六、产品储存和运输管理

在医疗设备上市后,其应通过储存、运输等环节,发往医疗机构。当前,我国对医疗设备的上市后监管力度越来越强,对储存和运输环节的管理也日益重视。在实际管理过程中,应从设计开发阶段入手,确定储存和运输条件与要求,保障产品设计具有良好适应性。例如对整个储存和运输过程进行深入、全面的分析,实现预估可能出现的风险点。并借助模拟运输或者老化试验等方式,确定产品设计是否符合上市后的储存和运输条件。对存在风险隐患的部分进行改进和防控,例如设计变更、增加防护措施、设置警示标语等,确保用户及时了解医疗设备在储存和运输中存在的风险,以实现更好的防控和预防[25]。

七、上市相关的管理

完成医疗设备产品的设计、测试以及验证和确认工作后,应将所有数据进行收集和梳理,形成综合评估报告,为上市做好充足准备。准备性工作一般包括产品的设计验证、风险确认、可用性测试以及临床试验研究等,对其中出现的风险可接受程度进行评估,保障产品的风险与收益均能符合预期接收标准,达到上市要求。

（一）注册阶段风险识别

当医疗设备上市时,应由生产企业将该产品的注册资料提交主管部门审评。此时管理的要点内容是对该医疗设备产品的风险性进行识别和评估,确定风险威胁程度。当主管部门认为没有被识别出的风险,与当前最新技术水平相符合,即可允许上市使用。其是一种有效的监督管理方式,从主管部门的角度对医疗设备的风险进行控制,实现产品质量过关[26]。

（二）产品批量生产风险控制

由于医疗设备是现阶段医疗机构主要依赖的辅助型设施,对其需求量相对较大,应通过批量生产的方式满足实际需求。对生产企业来说,主要是采用订单式生产模式,当医疗设备的质量合格后,可运输到物流中心,进而按需发往各个经营企业以及医疗机构。这一过程需要掌握的管理要点是针对批量生产和运输的异常数据和突发情况。例如部分医疗设备生产检验合格,但在储存和运输过程出现破损、标签掉落等情况。应及时收集和整理生产数据,在管理过程中,全面分析和评价上市前的风险,保障在使用之前具有良好的安全性和有效性保障。并且应注意对之前未能识别风险的总结和记录。

（三）上市后安全性监管

当医疗设备上市后,即是产品已经得到一定的使用。为强化安全管理则可将用户对产品使用过程中产生的投诉信息等,及时反馈给生产企业。生产企业需要按照投诉信息进行溯源调查,准确分析和判断风险种类以及威胁影响程度。通常可采用管理的基本逻辑和方法,及时纠正医疗设备的风险隐患,例如通过不良事件报告、市场召回等。另外,除了生产企业开展风险管控以外,还需依靠各级药品监管部门对上市产品的风险进行监管,可采用日常跟踪检查、飞行检查以及医疗设备质量抽检等手段,充分保障器械在上市使用后的安全性和有效性[27]。

（四）产品退市风险管控

如果在管理中出现医疗设备产品的技术无法满足最新技术水平、竞争优势不足、利润较低或者出现新型技术可以取替等情况,可对该类医疗设备实施退市处理。另外当医疗设备在上市使用时,出现重大医疗事故,对社会造成严重影响,并已经缺乏安全有效性的情况下,监管部门应取消该器械的上市许可。即是当管理无法证明医疗设备具有良好的有效性时,应合理监督该项产品有序退市,严禁应用在临床诊疗工作中,避免发生不良事件或医疗事故。

第二章　管理的有效策略

一、提高重视程度

为有效加强医疗设备全生命周期管理的实际作用,应充分提高重视程度。改善以往注重产品质量检验结果的落后管理模式,从医疗设备的全生命周期入手,基于前期项目策划阶段即可开展管理工作,全面分析和识别可能出现的风险隐患和异常问题,便于为采取有效的控制手段和措施提供借鉴和指导。所以首先医疗设备生产商应注重产品设计和风险识别分析,结合当前国家药品监督管理局所发布的医疗器械不良事件报告等,重点针对常见风险进行检查和管控。及时优化产品设计,促使其能满足医疗卫生服务的需求以及运输转运条件等,降低器械自身的安全威胁。并且应打破以往单一以质量为标准的管理依据,提高对医疗设备的技术要求、性能指标、上市销售等方面的重视程度,保障在全生命周期下,医疗设备的风险都能在掌控之中。

其次,医疗设备的使用终端,应提高对管理的重视程度。从器械产品的安全性和有效性角度出发,尽可能降低其引发的不良事件。因此,医疗机构应掌握医疗设备的第一手资料,全面了解其性能和不良事件、风险源出现条件、表现、处理方式等,以此保障器械使用的高效性和安全性,提高管理实际效用。同时医院需要注重对临床应用人员的操作能力培训,通过开展模拟训练、医疗设备结构学习等,使他们能更完整地认识产品,尽量降低人为因素的干扰,确保医疗设备使用的安全性和有效性。除此之外,医疗机构应正确理解和认识医疗器械不良事件,一旦发现应及时上报,并停止该产品的使用,避免出现重复性不良事件,将风险降至最低。

二、全员参与全生命周期管理

对医疗设备的全生命周期管理涉及多个阶段和环节,为保障其安全性和有效性等基本原则得到实现,应梳理其整个生命周期,促使全员参与管理,注重对细节的把握,及时消除隐患和异常情况,将风险源扼杀在萌芽阶段。因此,生产企业应按照医疗卫生发展现状,结合现代科学技术,设计符合医疗服务的器械性能,使其充分符合应用需要,为临床医生提供有效的辅助措施,提高诊疗效率和质量。

　　同时在设计过程中需基于管理,不断优化设计方案和生产工艺,确保其符合现代最新技术水平,适应上市应用以及储存和运输等条件。在上市时,相关质量监督管理部门,需进一步加强市场销售监管,避免出现虚假宣传、虚假销售等情况,保障上市产品均具有较好的使用安全性和有效性,从流通环节强化管理。另外,经销商以及客户端等,也应参与到管理中,通过制定严格的验货制度以及出库质量检查等机制,确保医疗设备在市场中的流通具有一定的安全保障,及时、全面的识别和分析产品风险,采取有效措施消除风险隐患。

　　除此之外,医疗机构应强化管理要点的掌控,即对所有临床科室使用的医疗设备建立使用、保养和维修记录卡,从而保障医疗设备的使用得到时刻关注。当发生不良事件时,可及时停用并调查异常原因。此时医疗机构的使用者、维修者、管理者等均应参与管理,通过学习相关知识和应急处理方案,以快速识别和处理风险事件。例如可建立医疗设备管理小组,由副院长担任组长,成员包括医生、护士、医疗设备管理部门成员、采购人员等,将风险消除在源头。同时管理者与操作者应全员参与风险控制,积极有效的落实各项检查监督和管控措施。

三、建立质量与风险共同管理体系

　　由于当前我国对医疗设备全生命周期的管理,主要集中在生产质量规范等方面,虽然大多数生产企业已经建立了相关质量管理体系,但对风险的识别和控制还有待加强。很多经营企业和生产企业基本是依据部分管理控制程序的要求进行监督,其并不具备可操作性和指导性,难以与质量管理相适应。因此,在全生命周期管理需求下,应将医疗设备的质量管理与管理进行有效融合,切实指导企业开展风险管控活动。例如制定完善的产品管理制度,明确开展监管的时间节点,即是从项目规划阶段即开始风险分析和评估。确定管理的工作方法和流程,例如建立风控小组,针对医疗设备的设计、生产、流通以及上市使用分别安排专门负责人,以此形成系统化的风险管控体系。

　　应详细分解管理的具体流程和要求,精通医疗设备的应用标准,以实现全面检查和监督其技术和性能指标,确保风险识别的准确性和全面性。在具体实施过程中,应保障质量与管理融合的有效性和充分性。应将质量管理内容与风险管控的内容进行合理对接,消除存在矛盾和冲突的部分,例如在设计验证阶段、在验证风险控制措施时,应考虑其有效性,按照管理过程中的部分环节融入质量管理中,即是在按照质量标准进行设计时,需对其可能出现的风险进行分析、评价和控制。在设计输入阶段,制定产品风险控制措施和方案,并可采用流程图的方式展示质量管理流程和管理流程,将二者之间相互联系的部分进行对接,通过串联的方式同步开展管理工作,促使质量信息与风险信息相融合。为保障质量与风险管控融合的充分性,应在质量管理体系中渗透管理理念,并在风险管控中采用质量监督方法。因此,生产企业在设计开发阶段、生产阶段、上市阶段等,制定接受注册和指导文件,对产品的使用安全标准、性能标准、研究资料和历史数据以及专家意见等形成指南,提高管理的可操作性和指导性,保障风险隐患得以充分识别和判定,构建质量与风险共同管理体系。

四、加强管理与产品安全的融合

对医疗设备生产企业来说,其领导层及管理者需正视风险控制的重要性,充分认识管理与产品安全之间的密切关系,将风险管控理念切实运用到医疗设备的设计研发、生产、运输安装、服务、报废等全生命周期内。利用管理手段提高产品质量和安全性。所以相关企业应严格按照我国规定的质量管理体系要求,积极将产品安全与管理相融合。例如可组织医疗设备全生命周期内的技术人员进行专业的管理培训学习,优化产品设计开发以及生产安装和使用服务等管理流程,始终保持医疗设备在安全有效的状态下应用和运行。同时,企业可邀请管理专家进行讲座和实践指导,其更具有针对性和广泛性。基于专家的指导,可识别出当前未识别出的医疗设备产品风险,并引导生产企业制定有效的应对和纠正防范,将风险威胁控制在最小范围内。应加强实践操作,通过模拟管理、业务竞赛等方式,激发相关人员的主动性和积极性,促使管理更具有规范化、程序化和标准化,将其与产品安全深度融合,通过提高管理水平提升产品质量。反之,按照产品安全规范改善管理方式或手段,进而高效发挥风险管控的实际作用,尽量减少医疗设备的不良事件报告率和事故率。

五、严格依据法律法规开展管理

因为医疗设备是一种用于人体健康的特殊商品,其对生命安全具有直接的影响,一旦发生较大的风险,则可能对人体健康、财产等造成严重的损害,所以必须保障管理符合我国的法律规范,促使其按照法律规定开展管理内容。例如对产品注册申报的资料,应提交到我国相关质量控制部门进行审评,是一种强制性管理手段。基于该思路,可在医疗设备的策划阶段、设计输入阶段等方面对产品进行风险分析、评价以及控制等方案的编制。借助安全有效的基本原则要求,对医疗设备产品的适用性和安全性进行判定,确保其能满足安全性要求和法律规定的不得损伤他人健康利益的内容。除此之外,在全生命周期范围内对医疗设备开展管理,需对其使用寿命的各个阶段加强风险识别,按照既定的法律标准进行实施和验证工作,保障风险管控计划和方案具有较强的可操作性。而这一过程中,主要的参考标准是我国颁布的相关医疗设备安全和性能标准选用指南、涉及安全要求的标准制定指南、产品安全标准体系等,从项目策划阶段入手,高效利用标准对医疗设备产品存在的安全风险因素进行识别,可有效提高产品开发成功率,降低不良事件和医疗事故率。

　　综上所述,对医疗设备开展全生命周期管理,是一项技术性相对较强的管控工作。其在具体实施过程中,不仅需要强大的技术支持,同时还需获得行政的支撑。因此,生产企业应从根本意识上重视管理工作的开展,并积极配合监管部门的政策引导、监管推进以及行业自治等。同时依据当前国内外现行的医疗设备管理标准和法律依据,积极实施有效策略,提高风险控制能力,提高对管理的重视程度、全员参与全生命周期管理、建立质量与风险共同管理体系、加强管理与产品安全的融合、严格遵守法律规范开展管理等,促使医疗设备安全风险被控制在可接受的范围之内,充分保障医疗设备使用的安全性和有效性,为现代医疗服务提供良好的辅助手段。

第三章 国内外研究现状

一、国外研究现状

国外对医疗设备全生命周期管理的研究,起步相对较早。美国和欧盟是世界上最先实践后市场监督法律以及医疗设备管理的地区,他们在 20 世纪 80 年代即制定了对应的指南文件。早期的标准和法令之间存在较大的差异,而且对医疗设备的评估和管理方法等也尚未形成统一规定。直至 1990 年,美国率先制定并颁布了医疗器械安全相关的法令,强调上市后监测的重要性,并实施医疗器械不良事件上报制度,汇总与医疗器械有关的严重伤害和死亡事件,以此完善法令的内容。2006 年,美国为有效降低医疗器械上市后的伤亡事故和不良事件,对其管理模式进行创新,将安全性监测与管理过程相结合,注重对产品质量体系进行考核,建立不良事件与器械缺陷监测系统和安全性问题评价系统等,通过运作上市后安全性隐患识别、评估和反馈共享等,对医疗器械风险实施全面管控。随着世界医疗卫生的不断发展,对医疗设备的全生命周期管理日益完善,逐渐健全相关应用标准,构成当前管理的基础和通用标准,为医疗设备的管理提供了诸多行业法规实施标准。

二、国内研究现状

我国现阶段还停留在产品注册阶段的监督,注重对管理总结报告的分析,以此控制不良事件。该管理模式的实质,是在医疗设备注册以及市场准入的基础上,所提交的一种综合性评估总结报告,比较侧重风险评估的结论,缺乏对风险危害的源头、形成条件以及原因、影响程度等进行深入研究,从而导致后市场风险评估缺乏实效性[28]。因此,我国学者对此进行详细认真地研究,认为医疗设备出现不良事件时,主要是因为管理不严,例如药品监督管理局技术人员以及监管机构工作人员对单一事件孤立的判定不良事件,进而导致医疗器械不良事件出现标准差异性、取证难度大等问题。对此,应进一步强化医疗设备全生命周期管理水平。另外,对我国的医疗器械不良事件所涉产品市场召回制度缺乏有效的评价机制。按照国家药品监督管理局的公示信息来看,召回的产品超过半数为进口医疗设备。出现这种状况的主要原因是进口产品在国内上市之前基本是经过了欧盟以及美国上市的报备。当其出现不良事件之后,按照其在国外面临评价体系,必须要发起市场召回[29]。此时基于发生医疗器械不良事件之后,全世界处理方式应一视同仁的一致性原则和国际医疗器械监管合作协议等,进口厂商需对产品进行市场召回。这一过程很少因单独在国内出现不良事件,而向国家药品监督管理局上报市场召回决定,导致管理存在一定的不足和缺陷。国内实施的法规主要为《医疗器械监督管理条例》(国务院令〔2021〕第739号)、《医疗器械注册与备案管理办法》等,其实质是规范性文件,不具有较好的指导性。因此,在国内外学者研究成果基础上,我国还需对医疗设备全生命周期管理进一步提出管理措施,以完善相关监督管理办法。

第三篇 | 医疗设备全生命
周期医院内管理

医疗设备全生命周期管理的研究旨在为提高医疗设备采购管理水平奠定基础,为促进医院持续发展提供保障,使医院社会效益和经济效益均得到提升。

第一章　立　项　管　理

随着我国社会对医疗产业发展前景的日益关注,以及积极创业和加快审批等利好政策的相继实施,民众医疗卫生费用增长和卫生意识提高,中国医疗器械市场规模迅速扩张。

医疗机构是医疗设备的主要使用者。根据《卫生部关于印发医疗卫生机构医学装备管理办法》(卫规财发〔2011〕24 号),二级及二级以上医疗机构的设备管理部门应结合各使用部门的设备配置和保障需求,根据本机构的医疗设备发展规划和年度预算,编制年度设备计划并实施采购计划。医疗机构应根据国家有关法律法规、制度、功能定位、职业发展规划、机构规模,科学制定医疗设备发展规划;医疗机构应优先配置功能适用、技术适宜、节能环保的设备,并予以重视。

项目管理是涉及多部门、多种资源的复杂过程,成功的关键在于对项目成本和进度的控制。项目管理人员要花费大量的精力收集数据,合理制定所有项目活动的进度计划,精确估计项目成本、规划项目预算[30]。在项目实施过程中,项目管理人员要监管、报告和控制项目活动,以确保项目按计划的进度和预算进行。

一、立项流程

在上海市第一人民医院(以下简称"上海一院"),凡涉及医疗、教育、科研工作需要的各类医疗器械、仪器设备及其零配件的采购都需要按照图 1 的流程进行立项管理,通常有下列 5 种情况。

(一)年度医疗设备预算计划项目

每年年中医院后勤保障处负责通知各个使用部门,按照规定上报万元以上新增或更新的医疗设备清单,内容包括申请理由、申请数量、预算金额、预期经济效益等。汇总形成年度医疗设备预算计划草案,并召开医学装备委员会,根据科研需求、临床质控要求、业务和学科发展等综合因素对每个项目进行论证、评估。

(二)未纳入年度预算计划项目

医院改扩建、学科建设必备等未纳入年度预算计划项目,由各临床科室负责人向后勤保障处提出申请;后勤保障处组织相关人员进行论证后,提交医院两委班子审批；根据医院两委班子的批件，财务处追加预算资金，并由后勤保障处负责执行。

（三）集中采购的项目

属于集中采购范围的医用（包括科研和教学）设备采购项目，经医院相关职能部门论证后报上级相关单位审批，批准后实施。

（四）科研与教学类医疗设备

科研教学项目所需的医疗设备应由项目负责人根据核定项目和科研经费提交申请。经科研教育部门和主管主任审核通过后，将申请交由后勤保障部门执行。

（五）赠送、科研合作等医疗设备

对捐赠、科研合作、临床试验或验证的医用（包括教学和科研）设备，必须按照医院规定办理相关手续，并经后勤保障部门和相关部门批准后实施。若因违反规定造成医疗事故或医疗纠纷，当事人应承担相应责任。

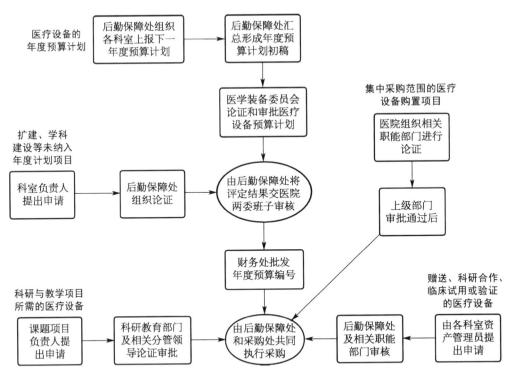

图1　上海一院医疗设备采购的立项流程

二、医疗设备采购论证

在上海一院的医疗设备采购立项过程中，购置前的论证始终贯穿在整个医疗设备的预算计划制定中。

医疗设备的论证立项管理分为购置前的可行性论证(绩效管理)和立项后的采购论证(确定型号),是采购招标的前置重要环节,是为实现采购目标,对采购需求的必要性、可行性等进行审查、综合研究的行为[31]。

医疗设备论证的目的是避免设备配置不合理。不合理的配置可能会造成常规医疗设备配置不足、高端医疗设备利用率低、设备闲置、资金浪费等现象,应避免类似现象的发生[32]。可以从以下4个方面了解上海一院医疗设备采购论证工作。

（一）按照法律法规制定论证管理制度

目前,上海一院各级管理人员都高度重视医疗设备项目的论证工作,按照相应的法律法规建立了完整的论证管理体系,并成立了医学装备委员会。委员会由医院领导任组长,成员包括但不限于相关职能部门负责人、临床科室主任和副职、医疗设备使用科室等。在不影响设备采购进度的前提下,各成员在论证工作中各司其职,根据设备采购项目管理制度对医疗设备进行充分论证,起到相互监督的作用。

（二）医疗设备购置论证的原则

设备管理部门在进行初步论证时,在考虑社会效益和经济效益的同时,还需要着重考虑以下几点:① 该设备或新技术是否满足法律法规以及该区域的相关政策[33]。② 设备的技术指标符合医教研的实际需求;申请科室具有使用设备的人员、且人员具有相应资质、申请科室具有使用该设备的场地及相应配套设施条件。③ 设备的新增或替换是否满足医院整体的规划,满足临床科室的建设和学科的发展,或者具有其他的社会效益[34]。④ 需优先保障危重病科、孕产妇中心、重症监护室(ICU)、急诊、医学影像和检验科等科室的需求。

（三）论证的具体范围

医疗、教学、科研所需的各类仪器、设备由设备及物资采购处(采购处)统一采购。各业务部门不得自行采购或向供应商承诺采购意向。在我国大中城市的医疗机构,一般对单价在5万元以上的医疗设备需要开展设备购置论证。申请科室负责填写医疗设备论证表,由后勤保障处和采购处共同组织专家进行论证,并根据医疗设备招标制度和合同签订制度,公开招标,然后签订购置合同,购置设备。

（四）论证的具体内容

医疗设备论证的主要内容[35]包括:① 在医疗、科研、教学中的具体作用。② 预期使用情况,包括手术率、预计使用寿命、治疗次数、手术能力等。③ 购买设备的发展前景和技术优势。④ 预期成本效益分析,包括预期年收入、费用、预期年收益率、预期年支出(医用耗材、保养)、预估投资回收期等。⑤ 部门的人员配备,包括操作人员的资质以及其他特殊要求等。⑥ 配套条件:备件和医用耗材的供应能否得到保障;住房水、电、气等;是否存在污水辐射等问题及解决措施。⑦ 包括科室现有同类仪器、设备和其他大型医疗设备的使用效率评价:数量、新增率、运转率、投资回收期、收益率。⑧ 资金或资金来源等。通过对科室现有同类设备和其他大型医疗设备的使用效率进行分析评价,可以对未来新购置设备的使用情况做出合理评估,为管理决策提供依据。

三、具体规范与实施

(一)发挥职能部门和使用科室对论证的作用

在医疗设备购置过程中,医疗设备购置由使用科室申请,设备管理部门变被动管理为主动管理。通过了解科室应用的目的和意义以及以往同类设备的使用表现,形成初步的可行性论证。从医疗机构的角度对设备进行引进或更新,统筹规划,满足单位的发展,并提供科学的设备论证分析,为两委班子的决策、审批提供依据,发挥其应有的作用。

申请科室作为医疗设备的直接使用部门,在论证工作中的重要性不言而喻。在采购时,科室的意见往往会引导职能部门和医学装备委员会做出选择,占据较大的决定权。因此,设备管理部门要调动申请科室一起积极加入论证工作,对设备的申购进行客观分析,帮助科室跳出自身考量和眼前利益,兼顾先进性和实用性。对该设备的申购还要进行客观分析,评估申请科室是否具有使用该设备的客观条件,避免发生在论证时夸大其作用,甚至购置后无法正常应用于临床工作等情况的发生。

(二)对单价大于50万元的医疗设备进行常态效益分析

建议医疗设备管理部门在日常工作的时候,对单价较高、风险等级较大的医疗设备进行效率和绩效的统计,例如单价高于50万元的呼吸类、超声类、影像类、手术治疗类的设备进行月度使用量、使用频率、维修率等进行统计,发现使用量异常的设备,及时与临床科室沟通,查找原因,并将数据应用于该科室的年度设备采购预算制定论证中,当科室在申请同类设备时,将其作为考量因素之一,在决策时做到有的放矢。上海一院2020—2022年门诊13台超声的使用情况统计(图2)数据中可以看出,受新冠病毒感染的影响,上海一院 2021 年第一季度和 2022 年第二季度的门诊超声使用量直线下降,而其他时期与上一年度进行同比,使用量都有一定比例的增长。因此,排除特殊情况,从数据能推测出科室整体处于稳步增长的势头。该统计数据包括所有设备一个季度的总产出、折旧费用、维保支出以及上一年度总产出的同比增长率。

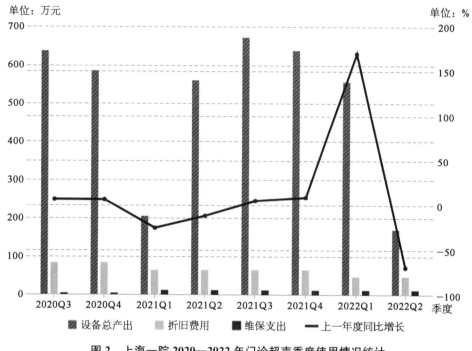

图 2　上海一院 2020—2022 年门诊超声季度使用情况统计

（三）智慧管理医院大型医疗设备

医疗技术的发展和学科建设都离不开大型医疗设备,但大型医疗设备资金投入大、技术含量高、投资管理难度大,如果没有科学、充分的购前论证,可能会造成大型医疗设备空置或利用率低等问题。在大型医疗设备购置前论证中,除了明确医院和使用部门购置大型医疗设备的用途和目的外,还需要考虑设备的增购或更换是否符合医院的长期发展目标,如购置设备可以填补医疗技术项目的空白,提高医院的综合实力等。

因此,在进行常规的医疗设备采购论证之外,还需对大型医疗设备进行效率和绩效的论证分析。通过将各科室的大型医疗设备使用情况进行统计记录,进行更直观的评估。内容包括设备的治疗人数、总收入、每小时平均工作时长、检查部位数、使用间隔、维修情况等。

上海一院通过对在用的大型医疗设备加装数据采集模块,对每天的运行数据进行自动采集,随后通过智能化管理平台将数据汇总形成可视化报表,从而减少了数据采集的人力成本、提高了数据准确性,为论证提供及时、有效的数据支撑,为管理层的决策提供依据(图3)。

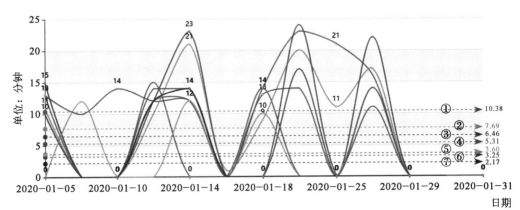

注:①~⑦为相应部位平均检查时间,具体为①腹部;②头部;③膝关节;④盆腔;⑤髋关节;⑥肘关节;⑦腕关节

图3 上海一院人体各部位磁共振平均检查时间前7位

(四)完善医学装备委员会专家库

科学管理医疗设备论证,还应完善医院医学装备委员会专家库,从而确保医院有限的采购资金可以得到合理科学的使用[36]。专家库中的专家由各部门的高级职称人员通过评选组成,负责参与设备采购前的调研论证和设备采购中的评审。需要注意的是,需要设有回避制度,例如参与申请医疗设备的专家不能参与项目论证、参与医疗设备技术参数文件编制的专家不能审核招标文件等。同时,专家也可以作为评标专家进行院内招投标。制定切实可行且合规的招标采购需求,医院可组织公开的设备选型论证,收集主流生产企业同档次设备的公开参数,必要时可组织院外专家组(包括临床科室应用专家、招投标专家等)根据生产企业实际情况对业务、技术等整体方案进行讨论、评估并形成最佳方案。整个论证过程的数据形成报告,作为设备购置论证的重要证据。

第二章 采购管理

一、概述

医疗设备采购是促进医疗机构稳定运行的重要保障,也是医疗机构管理工作的关键环节,关系医疗质量和医疗服务效果。尤其新时期背景下,我国经济飞速发展,市场机制变化日新月异,在一定程度上加剧了医疗卫生行业竞争压力。医疗机构想在激烈的市场竞争中占据一席之地,就要不断创新和改革医疗技术,同时引进先进医疗设备,为医院稳定发展奠定良好基础。现阶段,采购管理方面依然存在一些问题亟待解决,主要体现在购置选项、资金筹集、计划制定、招标文件、财务监控等方面,导致医疗设备采购管理效率不高,这也是医院新时期发展中面临的重要挑战之一。

医疗设备采购是医院管理工作的重要组成部分之一,其管理水平不仅关系到医院工作质量和服务水平,还与医院运营成本、社会声誉有直接关系。然而,由于我国医院医疗设备采购管理相对发达国家而言起步较晚,所以目前为止仍然没有形成统一、标准的管理规范,这也使得市场中从事医疗设备经营的企业综合水平参差不齐,导致医疗设备流通环节和渠道复杂混乱。如果管理工作不到位,不仅无法保障医疗设备质量持续优良,还会增加医院成本支出,同时影响医院工作效率。由此可见,新形势下如何在经济市场建立标准、规范的医疗设备管理体系,成为医疗行业实现持续发展目标需要解决的重要问题,需要医院给予高度重视,全面提高医院医疗设备采购管理水平。

改革开放以来,我国社会经济发展迅速,人们生活水平不断提高,人民群众健康意识逐渐增加,使得健康问题成为国家民生工程中的关注重点。这也意味着如果无法真实解决医疗卫生问题,也就无法为人民群众健康安全提供保障,自然无法实现百姓安居乐业、国家富强繁荣的发展目标。由此可见,促进医疗卫生事业稳定发展,是实现我国和谐社会建设的重要基础。众所周知,医院医疗水平的提高,不仅离不开医护人员专业能力的支撑,也离不开先进医疗技术和医疗设备的保障[37]。尤其近年来,大型公立医院就诊量与日俱增,医务人员工作压力与日俱增,医疗设备已经成为医院现代化发展中不可或缺的物质基础。医疗设备作为高智能、新技术的衍生物,在实际应用过程中不仅能提高医院工作效率和服务质量,还能减轻医护人员工作压力。有利于促进医院向规范化、技术化、信息化趋势发展。然而,由于医院医疗设备使用量加大,加上医疗设备单价昂贵,使得医院在医疗设备采购管理方面面临诸多问题和挑战,这也进一步强调了提高医院医疗设备采购管理的重要性,对其进行深入研究和探索,是促进医院健康发展的必然需求。

现阶段,医疗卫生行业面临的竞争压力与日俱增,大部分医院都认识了医疗设备采购管理的重要性。但结合实际情况来看,部分医院仍然习惯将管理重点放在药品采购方面,对医用耗材、医疗设备的关注不足,这种管理现状不利于提高医院资金利用率。所以,对医疗设备采购管理进行研究具有理论意义和现实意义。从理论意义方面进行分析:结合国内外研究现状,寻求理论研究突破点和创新点,在了解我国医院医疗设备采购管理现状的同时[38],结合其中存在的问题,针对性地提出科学、可行、高效的解决对策,为提高医院医疗设备项目化采购效率奠定理论基础。从现实意义方面进行分析:需要结合我国现行法律法规和政策规范,对医院医疗设备采购管理工作思路和工作方法进行优化和调整,保障各管理环节规范化、标准化,无论工作流程还是监督机制方面,都要与实际情况和需求相符,从而提高医院综合服务水平和工作效率。

发达国家对医疗设备采购管理方面的研究相对较早,促进设备采购管理从传统战略性采购转变到集成化采购。荷兰曾有专家这样定义"采购管理":所有从外界获取,能为医院营运活动带来有利条件的货物、能力、知识等,均为采购管理。

我国采购人员在采购管理研究方面,则大多侧重于对供需双方关系下的物品和服务沟通交流的过程的研究。并强调采购管理既是医院物流管理的组成部分,也是供应链环节的关键步骤,对医院医疗水平和治疗效果有直接影响。由于我国在医院医疗设备采购管理方面的研究较晚,所以目前为止管理模式主要可以归纳为采购供应链管理模式、成本控制管理模式、项目化管理模式。

采购管理作为医院物流管理中的关键环节之一,主要指从医疗设备采购计划生成订单,到执行采购计划,再到医疗设备入库的整个流程。新时期背景下,科学技术发展迅速,医院医疗设备采购信息化管理水平不断提高。在这一发展背景下,采购管理职能也得到了进一步明确,有利于促进采购活动有序展开。常见的项目化采购流程包括医疗设备采购计划申请、生成采购订单、检验采购发票、形成采购交易、签订采购合同和选择采购策略等方面[39]。

医疗设备采购项目化管理水平可直接影响医疗服务质量和运营效益,其职能可以总结为以下3点。

第一,为医院稳定运营提供保障的供应职能。医院作为服务性机构,其医疗水平和服务质量的好坏,与医疗设备和医用耗材有直接联系。而医疗设备采购工作是为医院稳定运营提供保障的基础环节之一。

第二,医疗设备采购管理是医院供应链环节的重要组成部分。医院供应链管理涉及范围较广,包括生产、流动、存储等多环节。采购管理作为医院供应链的基础,成为其他供应链有效运作的基本保障,其管理水平可影响医院运营整体水平[40]。

第三,医疗设备采购管理能真实反映市场情况,同时可以对信息管理发挥推动作用。医院在医疗设备采购管理过程中,需要对市场情况进行深入调研和全面分析。分析内容包括医疗设备价格、性能等内容。其信息准确性关系到医疗设备采购工作开展情况。另外,信息时代背景下,医院信息化系统不断完善,医疗设备采购管理也可以为医院信息水平起到促进作用。

二、管理内涵

项目化一词由来已久,最初是指一些规模较大、复杂性较高的临时性活动或一次性活动。而后随着社会不断发展,项目也逐渐拓展至各个领域。由于其涉及范围较广,所以其定义也具有差异性特点[41]。有专家提出,项目实际上就是为了达到某一目标,将各种资源整合到一起。还有专家认为,项目是在某种技术和规范支撑下完成目标,并且有明确的开始时间和结束时间,同时需要消耗人力、物力、财力等资源。国际项目管理协会(IPMA)对项目的定义是,在成本和时间约束下,用来实现既定目标的所有交付物。(美国)项目管理协会(PMI)出台的相关指南对项目的定义是为了实现产品、服务以及成果等目标而展开的临时性工作,包括举办活动、开发新产品等内容。综上所述,医院医疗设备项目化管理总结是为了满足医院发展目标,在相关制度范围内,结合人力、物力、财力等标准,有组织地完成非重复性任务。其特征可以体现在以下几点:① 一次性,所有项目具有一次性特点,世界上不存在完全一致的项目。② 目标性[36],任何项目活动的开展都有明确的目标,其主要目标是项目成果,能为项目实施指明方向。③ 周期性,项目活动的开展具有周期性特点,需要循序渐进地进行,并且每个阶段的任务、资源配置都存在差异。

④ 依赖性,项目活动通常需要与其他工作和项目相互协调和作用。

医院医疗设备采购管理具有系统性和综合性特点,主要管理内容包括医疗设备采购的全过程管理。在管理过程中通常存在两种形态:第一,物质运动,主要指医疗设备的选购、验收、安装、维修等方面,也被称作技术管理。第二,价值运动,主要指医疗设备采购的资金来源、预算、投资、维修等方面,也被称作经济管理。由此可见,医院医疗设备项目化采购工作是一种技术与经济并存的管理项目。其内容涵盖了社会科学和自然科学两个领域,同时介于经济学和科学技术之间。具体可以从以下两个方面进行分析。

第一,医疗设备采购项目化管理的含义。医院在发展过程中普遍需要将专业化和职能化作为坚持理念。但随着市场竞争的与日俱增和医疗改革的不断深入,这种组织形式也产生了一系列变化。至 20 世纪 80 年代,柔性化组织风靡全球,为医院管理带来了机遇与挑战并存的局面,实施项目化管理模式成为医院适应社会发展趋势的必需举措[42]。

第二,医疗设备采购项目化管理主要特征。如今,项目化管理在我国适用范围不断拓展,已经扩大到工程管理之外的其他领域。其中也包括医疗设备采购管理方面,并且成为医院长期性管理的一种常见形式。医疗设备项目化管理需要以服务患者为中心,将满足患者需求作为医院稳定运作的基础。医疗设备项目化管理作为一种科学管理方式,强调组织所有项目都要为管理工作顺利实施提供保障。以往医院在医疗设备管理过程中,由于各科室之间缺乏有效协同和沟通,导致管理效率不高。而项目化管理强调各科室协调工作,需要医务工作者能主动参与项目,从而有序完成组织目标。

三、存在的问题

(一)购置选项缺乏科学性和合理性

医疗设备采购需要结合科室管理需求和临床医疗需求进行选择,常见的医疗设备有专项设备和常规设备两种[43]。由于设备种类多种多样,功能不尽相同,所以对设备进行合理配置至关重要。这也使得部分医院在设备选项方面产生一些问题,常见的问题有以下几点:第一,医院作为医疗服务机构,主要以服务患者为主。近年来随着人们健康意识逐渐增加,医院工作量也与日俱增,使得医院管理工作日渐复杂,所以医院在医疗设备选型方面,普遍习惯以治疗常见病、多发病为主。导致选择的医疗设备存在"头痛医头，脚痛医脚"现象，不仅性能单一，而且质量不佳，治疗效果也不尽如人意，并且在使用过程中经常出现各种故障，需要后期加大维护管理力度，一旦处理不当会直接影响设备使用寿命和医疗效果，不利于提高医院医疗水平。由此可见，医院在医疗设备采购方面依然缺乏全面思考，不仅无法充分发挥医疗设备的作用和功能，还会增加医院成本支出[44]。第二，医疗设备采购通常以常见病和多发病为主进行配制，这也使得医院中针对疑难杂症的设备少之又少，导致医院在技术和设备方面缺乏特殊性，不利于强化医院核心竞争力。第三，部分医院在医疗设备购进过程中，没有对预购设备的使用效益进行合理分析，导致设备购置缺乏科学性和合理性。

（二）资金筹集方式限制采购自由度

公立医院属于事业单位，在经营发展过程中不仅需要为患者解决疑难杂症，还要向城市周边职工、家属、居民等展开医疗卫生防疫工作。相对于企业而言，医院定位为非营利性机构，所以其具有工作任务重以及资金来源单一的特点[45]。除了向患者收取医疗服务费外，资金来源还包括政府拨款。当前，医疗行业面临的竞争压力不断提升，医院为了强化自身综合实力，需要不断扩大医疗服务范围，旨在获取更多资金收入，以此来弥补综合投入资金不足问题。在医疗设备采购项目化管理过程中，资金筹集问题主要体现在两个方面：第一，医院的资金主要来源于上级拨付和医疗机构的自筹。所以，公立医院筹集资金的渠道有限，并且资金获取方式缺乏活力，大多为申请费用，即实时报销、多退少补。第二，公立医院属于非营利性机构，需要医院将发挥自身医疗服务职责放在首位，不能完全按照医疗服务市场供需情况进行收费，这也使得医院在发展过程中存在诸多限制条件，导致资金严重不足，加上医疗设备价格昂贵，更新换代速度不断加快，导致医院有效的资金无法满足购进需求，为医疗设备项目化管理增加难度。

（三）计划制定缺乏严谨性和执行力

医院在医疗设备购置前，需要制定科学、合理的购置计划，为后期计划执行奠定良好基础。与此同时，在设备购置计划实施过程中，计划执行管理和跟踪管理也至关重要。从医院当前设备购置计划制定情况现状来看，当下仍然存在一些问题亟待解决，具体可概括为以下两点。

第一，医疗设备购置计划执行效果不佳。总的来看，采购流程缺乏可行性，或者虽然具备健全的采购程序，但采购人员没有按照程序执行，导致采购计划在执行过程中受人为因素影响而产生偏差。一旦存在问题,需要医院对审批机制进行全面考察,判断审批机制是否设置到位,从而为医院采购程序顺利进行提供保障。其次,通常医院各科室每年都会制定医疗设备采购计划,但结合执行效果来看,计划与实际存在一定偏差[46]。其三,在医疗设备与预算批复方面没有认识市场考察的重要性,导致预算批复存在随意性和盲目性缺陷,使得计划在执行过程中困难重重。最后,一旦预算批复在医疗设备采购计划执行过程中产生争议,容易导致项目中断,甚至直接取消,从而为医院造成不可挽回的损失。

第二,医疗设备采购计划制定缺乏严谨性。受人为等各种因素影响,容易导致采购计划在实施过程中产生偏差或执行不到位情况。其主要原因在于在计划制定前,没有做好事先调研工作,导致计划与实际情况不符,使得制定的计划漏洞百出。基于此,需要医院做好计划编制工作,这也是医疗设备采购管理的第一步,需要医院从实际情况出发,从根源上解决干扰因素。

（四）招标文件条款设置不合理

拟定招标文件是医院实施医疗设备采购项目管理的基础,也是设备顺利购置的法律保障。招标文件的重要性不言而喻,需要医院在编制招标文件时做到严谨、规范和科学[47]。但是,招标文件在拟定方面依然存在以下问题。

第一,投资方招标资格设置不合理,普遍偏高。众所周知,医疗设备是医院开展临床治疗工作的必要设备,不同的设备有不同的功能需求和技术指标。想要购进的医疗设备能充分发挥作用,为医疗诊断提供安全保障,不仅需要所购设备来源符合法律规范,还要做到售后服务到位。同时,采购方还要全面了解供应商资质,包括经营范围、设备质量、设备品种等方面。然而,部分医院在拟定招标文件时,并没有做到全面思考需求,通常只结合医院需求进行分析,导致招标文件条件设置过高或不符实际。如此则可能为投标商带来一定压力,使得部分投标商放弃竞争,最终导致投标数量不足,不利于形成良好的竞争环境。在这一形势下产生的竞标价格也会虚高,会使医院增加不必要的成本支出。另外,供应商选择缺乏科学性也是影响设备采购管理效率的重要问题。在招标过程中,常存在供应商选择简单、主观等问题,具体体现在评分方式不合理方面。在供应商资质条件势均力敌的情况下,招标拟定将资格条件作为评分指标。众所周知,评分办法是招标文件中的关键内容,如果评分方法缺乏科学性,会直接影响评标人员对供应商的评分结果,导致选择出的供应商与招标需求不符。所以,在招标过程中需要时刻遵循规范、客观、严谨的态度,针对招标文件中没有作出要求的内容,不能将其作为评分要素,也不能违背行业规范而设置不合理条件[48]。

第二,招标时选择方式不当。现阶段,我国针对医院设备采购招标方式提出了明确规范。例如,上海一院要求单价超出 20 万元(含 20 万元)的医疗设备必须采用招标采购方式,选择供应商。保证供应商无论设备的品牌还是售后服务都能满足医疗设备采购需求。对低于 20 万元的医疗设备,可以采用询价采购方法,这种采购方法与招标方式相比存在随意性特点,使得医疗设备在价格控制方面有一定难度,容易在性能、服务等方面产生问题。

第三,供应商选择存在问题。据相关调查分析可以看出,医院各科室在医疗设备采购方面,普遍存在钟情于某一品牌或某一供应商提供医疗设备的情况,通常不会考虑其他医疗设备。如果供应商掌握这一情况,会导致其在报价方面故意抬高价格,认为医院的医疗设备采购非他不可,这也在一定程度上增加了医疗设备采购成本支出。另外,还有一些医院在设备采购时,发现供应商为了推广新产品或打开销路,最大限度地降低成本。加上医院购进医疗设备通常批次较大,所以供应商更愿意通过薄利多销的方式强化自身竞争力。在这一背景下,医院设备采购部门也会左右为难,不知如何选择供应商。

(五)财务监控不到位

医院在医疗设备采购过程中,常常存在缺乏科学、合理的财务监控问题,多将管理重点放在后期资金交付方面,而未考虑各个环节其实都需要财务监控。造成这一问题的主要原因在于医院财务部门没有全面了解医疗设备采购意向,缺乏对设备使用效益的合理评估,同时不能全面掌握医疗设备市场价格和行情。除此之外,对医疗设备采购项目技术指标、性能要求、库存量和供应商信誉度也了解甚少,以上问题均是导致医院在医疗设备采购过程中财务监控不到位的主要原因[49]。财务监控不到位会导致制定出的采购计划存在随意性和盲目性,物价行情缺乏科学性、合理性,在一定程度上增加了设备采购风险,同时无法遏制采购成本上升,导致医院内部出现医疗设备采购重叠现象,不仅不利于提高设备利用率,还会导致医院库存出现不必要积压。不仅如此,医疗设备供应商选择不合理、采购方式不科学,也会导致采购回的设备功能性和稳定性较差,使得医疗设备采购管理出现质低价高问题,最终导致医院合法权益受到损害。

四、改进思路

(一) 健全采购管理机制

我国医院在医疗设备采购项目化管理方面,仍然存在各种问题亟待解决。想要切实解决这些问题,需要医院提高医疗设备采购管理重视程度,并将其纳入医院科学化建设战略中。在此基础上,医院还应不断完善医疗设备采购项目化管理机制,从而在机制引导下实现管理工作联动运作目标。具体来说,首先,医院需要设立专门的医疗设备采购项目化管理机构,并配备相应的工作人员。该管理机构的主要工作内容是制定设备采购招标计划和文件,并做好评标工作。其次,需要进一步明确管理机构工作内容,并将工作职责划分到个人,确保工作人员在医疗设备采购项目化管理过程中能各司其职,避免出现问题时出现互相推诿等现象,从而为各项工作顺利实施奠定良好基础。其三,需要制定健全、完善的医疗设备采购过程评价标准,保障设备在采购各环节都能得到有效的规范和管控,从根源上减少问题发生。其四,针对医院资金来源单一问题,需要医院积极寻求购置资金的来源,力求获取多资金渠道,从而为设备采购提供充足资金保障。最后,医院应选择科学、合理的医疗设备采购招标方式,保障招标各个过程科学运作,这也是确保采购工作顺利实施的前提和基础[50]。

(二) 科学评估购置选项

医院在发展过程中需要应用多种类型的医疗设备。新时代背景下,科学技术发展迅速,市场中涌现出了多种多样的医疗设备,这些设备性能、质量、技术标准不尽相同,为医院购置医疗设备选项管理增加了一定难度。其选型是否科学,关系到医院采购的科学性和合理性,同时与医院工作效率和治疗水平息息相关。所以,在医疗设备采购过程中,管理人员需要对设备使用效益进行科学评估,并结合医院设备购置选项存在的问题进行研究,采取针对性措施改进,具体可从以下3点进行分析。

第一,从医院长远发展角度分析,做好医护人员基础知识、基本理论以及专业技能培训工作,同时还要对预购设备未来产生的效益进行深入研究,并做好设备消耗与吸收的中长期工作,旨在为提高医院医疗水平和综合实力奠定基础,同时可以切实解决医疗设备采购项目化管理中顾此失彼的问题,有利于提高管理质量和效率。

第二,建设特色化专业和专科。医院在医疗设备购置过程中,习惯以购进治疗常见病的医疗设备为主,导致医院缺少针对疑难杂症、绝症等特殊病例的设备。针对这一问题,医院需要不断创新,充分发挥专用设备优势,尽可能提高设备利用率,将其应用到医院临床治疗中。可以通过开设特色化专科或专业的方式,或培养专业人才,提高疑难病诊疗专业技能,一方面能充分满足特殊患者治疗需求,为提高患者生活质量奠定基础;另一方面能强化医院核心竞争力,使医院在激烈的市场竞争中立于不败之地。

第三,对采购的医疗设备使用效益进行科学评估。以往医院在购置医疗设备时,缺乏对医疗设备综合效益的评估,导致一些设备应用率较低,不仅增加了后期维护管理费用,还不利于充分发挥医疗设备的作用。而合理评估医疗设备的效益,能对设备达到预期收益和社会功能做出正确判断。同时可以对医院项目经营策略、财务管理工作是否得当进行科学评估。如此能为医院购进医疗设备指明方向,使医院能购进技术较高、操作稳定、性能丰富、质量较好的医疗设备,为强化医院综合竞争力奠定基础。

(三)计划制定要明确且严格落实

结合现阶段医疗设备采购项目化管理现状来看,首先需要制定明确的采购计划,并严格落实在采购工作中。如果采购的医疗设备存在特殊情况,需要综合考虑医院各科室实际需求,对设备使用情况进行合理评估和论证,从而开发全新的医疗设备采购项目,为引进新技术和新设备奠定基础,或者可以对旧设备进行改良,有效提高设备使用率。而想要有效开展以上工作,必须要强化计划执行力度。具体来说,医院在制定医疗设备采购计划时,需要从医院实际出发,确保购进的设备投资率与回报率成正比,能充分满足医院先进性发展需求,并且充分考虑医疗设备性价比,确保医疗设备采购计划与医院临床治疗目标相符,能充分满足各科室工作需求,在此基础上编制设备采购计划。与此同时,为了保障计划有效落实,还应制定更加健全的管理制度,合理控制采购计划执行的各个环节,将隐患杜绝在根源处,从而提高医疗设备采购项目管理水平[51]。在此基础上,医院还应构建完善的计划配置系统。必须保证系统设置科学。具体来说,针对常规医疗配置,需要保证医疗设备与医院临床治疗、抢救等工作内容高度匹配,同时医疗设备的技术性能、技术水准与医院发展水平不应相差太大。所以,医院在购进医疗设备时,需结合医院功能系统、具体需求进行考察并合理选择,就要保证医疗设备符合医院发展实际情况,又要充分体现结论优化。

医疗设备投入运行后,需要将效益评价作为判断医疗设备回报率的基本标准。另外,医疗设备还是体现医院医疗技术、发展水平、专业能力的主要因素。通常情况下,对医疗设备投资回报进行分析,需要结合医疗设备使用情况进行分析,考察医疗设备是否存在限制、浪费、积压等问题。所以,建议医院在购进医疗设备时,充分做好项目收益预评估工作,如果预评估结果显示收益效果较好,则可以将其作为医疗设备采购的理由。如果预评估结果显示收益效果较差,则需要医院晋升投资。当然,回报率评估还应考虑设备购进的其他理由,如站在长远发展角度分析,判断医疗设备是否会为医院创新改革奠定基础,或者为技术空白作出填补。

不仅如此,医院购进医疗设备还要考虑购置效率。从医院发展现状进行分析,一些医疗设备购进后,并不一定能获取理想回报,但是却显著提高了医院运行效率。而效率提升,也意味着医院服务质量和工作效率的提升,这对医院打造良好社会形象而言具有积极作用,有利于医院吸引更多患者,并为患者提供优质服务。从而使医院在取得技术疗效的同时造福社会。

在此基础上,还要考虑医疗设备的先进性,现代化医院正向着智能化、信息化服务的方向发展。医疗设备已经成为医院各项工作顺利开展的必要物质条件。医疗设备的先进性不仅关系到医院医疗水平和诊断效果,还是直接衡量医院发展状况的重要指标,所以,医院购进的医疗设备可以带动医院医疗技术不断发展,是衡量医疗设备采购可行性的关键因素。从这一层面进行分析,则不能只关注医疗设备的投资回报率。技术先进的医疗设备,是提高医院医疗水平和服务质量的关键途径。有这样一种说法:先进设备、优质品牌,是高水平、高性能设备的代名词。在当前医疗市场发展环境下,可能医院购进的医疗设备在短时间内并不能为医院获取理想回报,在这种情况下,医院需要结合购进设备的维修管理成本进行分析。所以,无论针对市场中的营利性医院还是公立医院,在医疗设备采购过程中,都要掌握好资金投入规模、医疗技术与社会效益三者之间的关系,力争使三者趋于平衡,既要让购进的设备满足发展现状,又要符合未来发展趋势,从而在提高医院医疗水平的同时,使医院始终处于技术和设备优势地位,从而强化其核心竞争力。

除此之外,做好医院采购设备性价比控制工作也至关重要。尽可能在降低成本支出的同时,采购到性价比较高的医疗设备,这也是制定设备采购计划的重要前提。结合医院发展现状来看,性价比较高的设备并非是先进设备,而是稳定性较高的设备。所以,医院在构建医疗设备时,需要优先从设备性能、价格等方面分析,保证医疗设备能最大化发挥作用。

（四）招标文件合理制定

上海一院在医疗设备采购过程中，要求单价 20 万元以上（含 20 万元）的设备必须采用招标方式采购。采购招标作为一种系统性运作体系，需要保证其过程符合国家政策和法律法规，并在政策和法规约束下制定招标文件，选择出最佳供应商。具体可以从以下 3 点进行分析。

第一，制定招标文件。招标文件是医疗设备采购招标的前提。招标文件中的条款是否合理直接影响招标成败。因此，在招标文件制定过程中，需要从两个方面入手保证文件的科学性和规范性：一方面是招标资料条件设置必须客观。保证招标资料既包括招标方必须响应的需求，也有弹性需求。同时投标方要各方面满足招标条件才能参与竞标。同时要保证评标标准统一、评标办法科学合理。避免将投标单位的资质条件作为评分主要因素，而应需要结合招标文件内容进行严格评分。其间评标人不得随意更改规则，不能违反文件中的硬性标准和软性标准。

第二，合理选择招标方式。医院在医疗设备采购时需要结合实际情况选择招标方式，结合国家规定进行分析。当医疗设备金额达到一定额度时，需要通过以下采购方式中的一种进行购置：公开招标、邀请招标、竞争性谈判、单一来源采购、询价以及集中采购。

第三，合理选择供应商。供应商选择是医疗设备采购的客观要求。在设备采购时，最常见的招投标方式为竞争方式，即投标单位通过公开招标方式竞争。并对采购医疗设备进行合理报价。评标人员通过对比分析，选择出最佳供应商，如此则能在降低成本的同时，充分保证医疗设备采购质量。

（五）开展全程财务监控管理

医疗设备采购与医院医疗水平、服务质量息息相关，其质量好坏、成本高低还关系到医院运营效益。所以，在医疗设备采购过程中，做好财务监督管理工作至关重要，保证财务部门做到全过程监督，具体从以下 3 点分析。

第一，制定医疗设备采购财务监控计划。医院在确定医疗设备采购意向后，财务部门需要对计划审批流程、审批过程进行检查，保证符合相关规范。同时需要强化自身与设备各管理部门的沟通和交流，同时对管理部门提出稽核库存的要求。全面掌握医疗设备库存情况，判断医疗设备是否存在积压、重复购置等情况，从而保证设备采购科学、合理。

第二，监控医疗设备采购涉税环节。财务部门需要在掌握市场基本情况的同时，遵循报价和订货基本原则，高度关注医疗设备采购环节涉及税务的各种因素。在法律允许范围内最大限度地减少税务支出，从而在降低成本的同时购置到理想的医疗设备。

第三，做好供应商财务监控工作。医院在医疗设备采购评标过程中，财务部门需要积极参与其中，并对供应商资质进行审查，审查内容包括经营许可证、营业执照等内容，同时对供应商年检情况进行分析，从而保证选择出的供应商资质过关，信誉良好。

（六）拓展资金筹集渠道

公立医院属于非营利性机构，资金来源较为单一，所以在医疗设备采购时可能存在资金周转困难的情况。针对这一问题，需要从两个方面入手进行分析：第一，医院需要解放思想，转变发展观念，努力打破以往公立医院发展中的局限性，通过调整医疗机制、创新医疗技术，尽快适应现代化医疗市场环境，不仅需要为人民群众提供优质服务，还要营造良好的社会形象，从而全面融入医疗市场，有效拓展服务范围，通过提供防疫、卫生、保健等服务，获取更多资金，为购置医疗设备奠定良好基础。第二，充分利用国家出台的金融政策和优惠条件，通过引入竞争机制的方式，深入探索医疗市场发展规律，广泛吸引外来投资，为医院资金获取开拓渠道。例如通过自筹、分期付款、延时付款、贷款引进、有偿使用等方式构建医疗设备采购方案。

医疗设备属于医院的固定资产，也是医院长期发展的技术支撑，所以做好医疗设备采购管理工作至关重要。需要医院优化设备采购项目化管理方式和方法，基于理论和时间中存在的不足之处，针对医疗改革环境下出现的各种新问题和新挑战不断研究，对管理方式和方法展开深入探索，从而促进医疗设备采购项目化管理向规范、制度、科学、标准化趋势发展，从而促进医院不断进步，为患者提供更好地服务。

第三章 使用绩效评估

一、概述

大型医疗设备属于公立医院中的基础设施关键组成部分,医院中的各类大型医疗设备能否良好运行直接决定了医院的医疗服务总体质量水准。然而,很多医院侧重于购置全新的医疗设备,对大型医疗设备的运行使用效能缺乏体系化的评估与认识。为了促进公立医院的综合效益得到提高与优化,医院应密切重视评估大型医疗设备的运行使用绩效,科学设置设备使用绩效的评估技术指标体系。

公立医院具有明显的公益属性,公立医院开展各项医疗业务的基本宗旨就是全面服务患者,充分确保公立医院的医疗工作开展实施状况得到优化。大型医疗设备重点应包含放射治疗类设备、影像诊断设备以及各种急救医疗设备,以上大型医疗设备普遍存在购置成本较高、设备体系组成复杂以及运行功能也复杂等特性。大型医疗设备如果出现损坏或者丢失,公立医院的固定资产将会遭受明显损失,同时还会影响医疗质量。因此,公立医院目前必须要准确判断大型医疗设备的运行使用状况,结合医院现有的绩效评估与检测指标给出科学结论,保证医疗设备的基本功能得到充分发挥。

二、使用绩效评估的内涵

(一)指标选择原则

1. 独立性

建立医疗设备评估绩效的体系化指标,此项工作举措在科学评估与判断医疗设备运行状况的全过程中占据重要地位[52]。医院如果缺少了完善与客观的设备运行状况判断检测标准,那么医院管理人员对医疗设备的磨损、腐蚀倾向就无法及时进行查找,从而损耗了珍贵的医疗设备,并且也增加了医院资源资产的支出总额[53]。因此,在确定各项评估与判断指标时,最根本的原则应体现在独立确定各个层面评估指标,对指标含义进行严格区分与界定。绩效评估指标只有在充分确保独立性的前提下,才能防止存在交叉与混淆不同类型评估指标的后果。通常来讲,医疗设备的社会效益、技术状态、经济效益都应被涵盖在指标评估范围,确保多个层次的评估指标之间呈现独立状态。

2. 系统性

医疗设备能带来的经济效益、社会效益与医疗设备的技术状况共同组成了完整与体系化的设备评估指标体系。从系统性的角度来讲,医院应着眼于属性指标体系的完整设置,运用系统性的方式来测量判断当前医疗设备运转使用状况。近年来,医院管理人员对模糊综合评价的具体操作流程已经能准确掌握,旨在实现针对无关指标的全面排除效果,避免在系统评价范围内混入无关指标,进而导致最终评估数值受到不良影响[54]。

3. 可比性

医疗设备虽然具有各异的使用功能,但是设备的性能检测指标基本是相同的。例如对设备的运行使用周期、安全效能、磨损与腐蚀严重程度而言,医院应将以上各项指标视为通用性的设备评估检测实施标准。因此,从指标可比性的角度看,指标体系的构建设计人员必须要遵守可比性思路原则,避免将不带有可比性与通用性的设备评估指标纳入现有评估体系[55]。

4. 灵活性

通常,使用与操作医疗设备系统的人员会表现为各种不同操作行为,从而导致医疗设备的性能状况受到不同层面的影响[56]。因此,医院即便已经设立了较为完整科学的评估指标体系,但是由于受到灵活性与多样性的人为操作设备因素影响,真实环境中的设备使用绩效也会存在显著差异。为了确保医疗设备的真实使用效能被充分了解,医院管理人员就要善于运用灵活角度与方法来实施评估操作过程,如此才能确保将多元化的人为操作因素、设备运行环境因素及其他因素纳入评估视野中,避免局限于片面的评估方式。

5. 可操作性

可操作性指标构成了设备绩效评估体系构建的最终检测检验标准,设备绩效的评估检测指标体系即便已达到较为完善的理论构建程度,然而在医院具体运行实践中仍有可能存在评估错误现象。作为医院的医疗设备使用风险检测与评估管理人员目前应密切重视设备运行环境、人为操作因素、突发事件因素等对设备安全运行带来的影响,不断更新与修正现有指标体系。医疗设备的评估检测指标体系只有在不断得以扩充丰富的情况下,绩效评估指标才能达到可操作性更强的实施效果。

（二）指标体系构建

1. 技术状态指数

技术状态指数作为医疗设备关键性的绩效评估判断指标，重点应包含医疗设备的完好概率、寿命长度指数、自修率、设备功能的完整程度概率、医院目前投入的设备维修经费指数等。医疗设备能否保持正常使用状况，从根本上关系到公立医院的预期社会效益以及经济效益水平。由此可见，技术状态指数在各个层面的评价指标体系中应占据核心地位，旨在督促设备的操作人员认真遵守设备安全操作使用实施规章与流程[57]。医院管理技术人员针对设备技术状态的重要判断检测指数而言，必须要经过严谨计算与推理才能得出结论，防止医院管理人员仅凭自身经验来推测设备状态指数的现象情况发生。

2. 经济效益指数

经济效益指数的检测判断要点应包含医院收入增长比率与设备利润比率，以上两项关键判断衡量指标共同组成了经济效益指数。公立医院在本质上属于公益医疗服务机构，然而并不意味着公立医院不需要参与当前背景下的医疗系统的竞争。因此，公立医院管理人员必须要突破自身的观念局限性，对医疗市场的总体运行规律给予更多尊重。医院管理人员应将经济效益的评估判断指数纳入绩效评估体系架构内，充分确保经过全面检测与评估后的医疗设备能达到最佳的使用经济效益[58]。此外，医院还需运用更加节约医院成本资源的方式来管理医疗设备，对大型医疗设备的安全使用寿命年限设法延长，从而为公立医院节约更多的医疗设备更换与购置经费。

3. 社会效益指数

社会效益指数能反映与折射出医疗系统服务患者的总体实施成效，并且表明了公立医院在当前具备的患者服务整体质量水准。社会效益的衡量评价指数重点应包含设备功能开发指数、设备使用效率指数、设备科研成果指数等，此外还涉及医疗系统院校的教学任务完成率指标。公立医院对医疗设备可得的预期社会效益指标应展开全方位的评估，运用因地制宜的整体思路来确定医疗设备可得的预期社会效益指数，增强公立医院服务社会公众的实力。

（三）使用绩效评估的具体方法

1. 总体思路

对大型医疗设备来讲，全面实施使用绩效评估的总体思路如下。

$$\frac{设备完}{好概率} + \frac{设备固有}{寿命指数} + \frac{设备}{自修率} + \frac{设备功能的}{完善程度} + \frac{医院目前投入的设备}{维修经费成本指数} =$$

$$\frac{大型医疗设备的}{运行使用状况指数}$$

在以上的计算公式中,各个评价指数还要与相应的权重系数相乘,然后将乘积数值进行相加处理。各个指标相对应的权重系数之和应等于1,并且各个指标分别取自0与1之间的某个数值[59]。

大型医疗设备应能为公立医院创造优良经济效益,医院管理人员在判断与评估经济效益指数时,应运用医院整体收入增长比率与设备创造利润比率的相加之和来进行衡量。具体计算方法依据以下3个公式。

$$1. \frac{公立医院的经济}{收益总体增长比率} = \frac{本年度或者本月份内的}{设备经济收入} \Big/ \frac{上年度或者上个月份}{内的设备经济收入}$$

$$2. \frac{设备创造的}{经济利润比率} = \left(\frac{医疗设备总体}{经济收入} - \frac{医疗设备的}{使用运行成本}\right) \Big/ \frac{医院预期可得}{的经济收入}$$

$$3. \frac{医院购置大型医疗}{设备的费用成本} = \frac{消耗材料}{经费} + \frac{设备折旧}{费用} + \frac{人工维修}{处理费用}$$

除此之外,医院内的各类大型医疗设备还应可以创造社会效益,评估与判断社会效益的指数计算公式如下:

$$\frac{大型医疗设备创造的}{社会效益指数} = \frac{医院开发医疗}{设备功能的比率} + \frac{设备运行}{使用比率} + \frac{鉴定科研成果}{的合格比率}$$

在以上的各个层面评估判断指标范围内,医院目前新增的医疗设备基本功能数目、科研成果的获奖数目以及额定的医疗设备开机使用时间长度都应得到全面综合考虑,旨在运用更加客观的方法来判断设备运行使用绩效[60]。

2. 综合评价方法

医院管理人员目前针对医疗设备有必要实施综合性的使用效益评估,重点着眼于科学判断大规模医疗设备系统的预期综合绩效状况。具体在实施以上的综合评估工作过程中,首先对设备评估对象应进行合理科学选取,然后将目前所选择的各类评估对象进行汇总归纳,得出涵盖各个层面评估对象的因素集合。在现有的各个子集范围内,应能详细划分为多个不同的评估判断元素,最终给出涉及各项系统评估指标的评语集合。对评语集合可以运用符号 V 来表示,$V = \{a_1, a_2, \cdots, a_n\}$。

需要注意的是,选择综合评价模式与方法的关键前提应体现在科学设置各项评估检测指标。目前,很多医院管理人员正在积极探索运用专家评价模式方法,重点应体现在准确实施针对各个层面指标的层次分析计算,同时还会涉及二元对比函数的评估方法具体实践运用过程。各个层面的绩效评估指标都要对应特定的权重,尤其是针对设备运行使用中的经济效益指数、技术状态指数与社会效益指数而言(图4)。

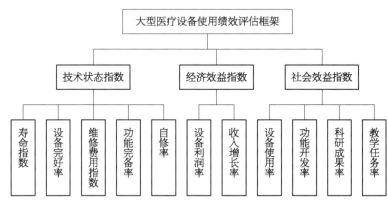

图4 上海一院大型医疗设备使用绩效评估指标体系

三、存在的问题

(一)绩效评估指标存在主观性倾向

公立医院必须要将全面服务患者的宗旨置于核心地位。公立医院如果要确保患者服务宗旨得到完整展现,那么最关键的前提举措就是要确保医疗设备满足良好使用绩效指标[61]。评估医疗设备运行状况与绩效的各项指标都需要经由严谨的运算过程才能得出,否则如果医院管理人员仅凭既有的设备运行操作经验来进行确定,那么绩效评估指标将会呈现出误差的现象。

在目前的情况下,很多公立医院内部的设备管理人员在确定评估绩效指标时,对自身主观经验仍然存在较为明显的依赖性,从而导致了现有的各个层面领域评估判断指标失去科学计算基础。由此可见,医院管理人员只有在根本上杜绝了主观评估判断的思维方式,才能保证医院评估设备使用绩效的最终结论满足科学性指标。

(二)绩效评估的指标体系尚未全面建立

医院管理人员目前有必要确立更为完善与科学的设备运行使用评估指标体系,才能促进公立医院现有的物质资源得到最优化配置。但是实际上,很多公立医院的管理人员往往倾向于依赖财政扶持与经费补贴,将会导致公立医院的管理负责人员忽视设备绩效评估工作。医院管理人员在评估与检测医疗设备的使用状况时,通常都会局限于既定检测流程,长期以来无法建立体系化与科学性较强的绩效评估指标模式。

此外,公立医院有的医疗设备属于上级拨款购置,部分医院工作人员认为它们并非医院自身的固定资产,存在对医疗设备损耗漠不关心的现象。医院又长期缺乏评估判断的科学指标体系,严重阻碍了医院的综合绩效提升。

(三)绩效评估的操作实施流程缺乏规范性

绩效评估的操作流程必须科学,否则将会误导医院管理人员,甚至还可能会造成程度较为明显的医疗设备运行损耗加剧的后果。对目前很多公立医院日常操作与使用医疗设备的医护人员没有严格约束设备操作行为,导致医疗设备频繁表现为磨损的现象[62]。

在实施绩效评估测试的全过程中,医院技术人员针对现有的绩效评估操作流程没有严格约束,将会存在随意更改绩效评估流程与环节的现象。由于缺乏绩效评估的体系建设,某些医疗设备即便已出现了非常明显的磨损破坏,工作人员也未必能及时察觉,甚至放任了毁损与破坏医院大型固定资产的不良现象行为。

四、改进思路

目前,公立医院的各种大型医疗设备的种类正在不断得到丰富,医院管理人员对医院内部的现有医疗设备也在逐步更新[63]。总体来说,多数医院管理人员并没有真正关注医疗设备运行使用状况,因此就会造成医疗设备运行管理漏洞的存在。为了完善与丰富评估大型医疗设备运行使用绩效的现行指标体系,公立医院的管理人员以及医护工作人员应关注以下应对思路要点。

(一)科学实施绩效评估工作

当前,医疗市场呈现激烈的竞争趋势,为了确保能顺利应对,公立医院尤其需要科学地评估医疗设备使用绩效。通过展开全面科学检测与评价的技术手段来确定医疗设备是否得到最大限度的优化利用。医院管理人员必须要准确认识大型医疗设备的绩效评估工作实践价值,表现出发自内心的重视,积极完善与调整公立医院的各个层面评估指标设置方式,合理改进公立医院现有的评估检测与判断指标。

公立医院有必要设立专门监管与保养大型医疗设备的职能部门,确保医院各相关部门与科室能深刻认识医疗设备运行绩效科学评估的必要性。公立医院对购置医疗设备的关键环节流程应严格把控,确保做到管理好、使用好以及保护好医院固定资产[64]。唯有如此,公立医院的各项基本公益服务职能才会得到合理科学延伸,确保医院中的管理人员能全面负责于公立医院的职责使命实现。科学实施与开展公立医院的各项绩效评估管理工作,基本完善思路应体现在摒弃主观评估与判断的传统思维方式。这是由于公立医院医护人员多倾向于依赖既往经验,进而对大型医疗设备表现为错误的使用操作方式,严重磨损了设备。为了避免以上后果的反复出现,医院必须要运用科学态度来构建客观的指标评估体系,防止将主观操作经验融入评估体系中。医疗设备的操作使用人员也要经常保养与爱护各种设备,确保医疗设备的良好运行使用状况得以长期保持。

公立医院目前针对财务管理工作必须要增加实施力度,旨在严格保证与维护医院固定资产与物资安全。公立医院开展各项医疗业务的全过程必须要体现公益服务属性,创造优良的社会效益。但是目前各类医疗机构单位都需要应对医疗市场激烈竞争,因此,决定了医院需要将财务管理工作置于非常关键的地位,依靠财务管理的支撑因素来保障医院财产安全,创造更优的医院运营经济效益以及综合效益。医院财务管理涵盖了财务预算规划、财务决策制定、财务内部控制等核心环节,医院财务管理的基本实施思路就是要促进资金高效运行与使用,切实保障医院资产与资源安全。现阶段的财务管理手段已经能融入医院日常工作中,充分展现了财务管理手段对保障医院资源安全的必要性。医院财务管理在推动医院整体竞争实力提升的层面上起到不可忽视作用,医院财务管理旨在促进医院的综合竞争能力与水准优化提高,确保医院现有的流动资金能达到最佳使用效率[65]。

医院财务管理的重要实践工作涵盖了财务预算编制、资产资金流转管理、医院财务内控、医院财务关系调整等多个层面,医院财务管理的基本含义就是医院财务人员运用专门技术手段来整合统计医院财务基础信息数据,据此提供医院科学财务决策的关键数据支撑,有效杜绝医院财务资源的盲目使用与消耗。当前的医院财务管理日益呈现出全新的管理模式特征,医院各个领域的财务活动都需依赖财务管理举措。医院财务管理的总体目标与宗旨就是促进医院资金的流转使用效率提升,对医院资金安全以及固定资产完整性给予切实的维护保障。医院财务管理相比于其他的企事业单位来讲,最为显著的差异应体现为管理宗旨目标层面。公立医院本身具备公益性的基本属性特征,医院开展各项日常业务都需突出以上的宗旨。由于公立医院具有公益属性,医院财务管理不应简单局限于获得预期财务管理利润,而是必须要兼顾医院运营效益以及医院公益服务宗旨。

（二）健全医院现有的医疗设备使用绩效评估指标体系

医院现有的医疗设备运行使用状况评估检测体系应逐步得到完善，因为目前仍然存在很多公立医院没有确立完整评估体系。医院范围内的具体管理负责人员目前有必要明确大型医疗设备的价值，切实保护与维持公立医院的固定资产完整与安全。医院管理人员针对医疗设备的经济效益价值、社会服务功能价值以及设备使用状况都必须要准确进行评价检测，旨在合理确定各类医疗设备的安全使用状况。医院中的管理负责人员通过实施严格的科学评估工作，如果能判断为医疗设备目前已经表现为严重磨损与腐蚀等缺陷，则须立即停止操作与使用此类医疗设备的行为，进而对现有的医疗设备展开大规模的全面检修操作。

目前，很多大型公立医院针对医疗设备运行使用性能评估尚未进行真正改进与突破，因此会造成现有的大型医疗设备评估判断缺少科学支撑基础。为了实现对以上情况的突破与优化，公立医院目前亟待设立更为合理完善的设备评估检测指标系统。唯有如此，公立医院才能做到在根本上突破医护人员的主观经验局限，切实保证医院范围内的各种大型医疗设备都能得到正确操作与使用。医院的相关负责人员在模型构建方法手段的支撑下，应能设立完整程度更高的设备性能评估模型，旨在全面服务公立医院各个层面领域的医疗工作顺利开展。

医院部门针对财务管理流程应严格进行制定，旨在约束并且督促医院财务人员认真遵守财务管理流程，切实保障医院固定资产与资源完整。严格保障与维护医院中的固定资产安全具有显著的实践意义[66]。医院的医疗卫生服务如果要得以顺利推进，那么最关键的基础因素就是严格确保医院资产安全。医疗设备一旦出现了破损或者丢失现象，那么医院的资产安全利益将会遭受较为明显损失，不利于医院获得预期的良好运营管理效益。医院财务管理领域设计为相对严格的预算规划编制流程、财务数据审核流程以及财务决策制定流程等，因为医院开展财务管理各项工作的成效性将会直接关系到医院宗旨目标实现，同时也关系到医院的预期经济效益实现。

但是不应忽视，某些医院财务领域的人才队伍建设与管理领域缺少基础制度保障，将会严重阻碍影响医院财务人才的总体素养提高。医院的基本性质属于医疗卫生机构，医院经营管理的全面实施推进过程并不仅限于医院部门，而是需要当地卫生健康管理部门、财政部门与人事部门共同参与。由此可见，公立医院的管理人员亟待督促院内医护人员提升自身综合素养，确保上述人员都能自觉做到爱惜医疗设备,提升自身的网络信息化综合业务能力。财务管理人员必须要保证准确计算各项数据指标,认真维护患者健康权益。

（三）规范绩效评估的操作实施环节

在传统模式下,公立医院管理者往往会倾向于内部性的医疗设备状况评估,但是忽视了外部性的评估判断环节。实际上,外部性的医疗设备效能评估与判断环节更加能准确反映出医疗设备的真实使用状态。具体在规范与优化现有的医疗设备绩效评估工作实践中,医院管理人员亟待更新与调整现有评估指标体系,确保将外部性的客观评估指标融入体系架构中。医院管理人员在面对激烈医疗行业领域竞争的状态下,应避免陷入偏重经济效益指数的评估观念中,进而运用综合性与科学性更强的思维方式来完善医院现有评估指标。

医院当前必须积极引进、利用网络信息化设备,通过完善建立医院内部网络数据库的举措来确保医院各项固定资产安全,及时察觉医院固定资产发生损毁与遗失的现象。医院各个科室的管理负责人员对存放固定资产以及医疗设备的空间环境因素应实施密切监测,合理控制与调整医院固定资产以及医疗设备的存储空间湿度与温度。

公立医院大型医疗设备使用绩效评估难题的改进要点在于:绩效评估指标存在主观性倾向;绩效评估的指标体系尚未全面建立;绩效评估的操作实施流程缺乏规范性。公立医院大型医疗设备使用绩效评估改进措施的改进要点在于科学实施绩效评估工作;健全医院现有的医疗设备使用绩效;规范绩效评估的操作实施环节。

由此可见,大型医疗设备在公立医院开展医护工作的全过程中占据关键地位,并且构成了公立医院的重要物资支撑与保障因素。近年来,公立医院的基础医疗设备运行管理保障体系正在逐步获得改进,大型医疗设备的监管与维保力度也在不断加强。医院还应合理优化大型医疗设备的系统运行环境,促进设备操作人员的专业素养能力优化提高。

第四章 质量控制

一、概述

医疗设备属于医院的核心器材设备,目前医疗设备表现为种类繁多以及结构精密等特征。医院医疗设备能否保持良好质量,直接决定了医院各个领域的医疗服务开展成效。当前医院质量控制网络体系已日益合理化,充分展现了医院质量控制手段贯穿于医疗设备全生命周期管理过程的价值。医院针对医疗设备全面展开质量控制工作十分必要,是合理优化医疗设备管理的保障机制重要措施。

从医院全面开展内部控制管理的角度来讲,医疗设备的质量控制工作应全面侧重于维护医疗设备的安全,结合医疗设备的固有性能的特征来实行质量控制。近年来,某些医院对医疗设备没有严格开展管控工作,因此造成了医疗服务质量明显受医疗设备影响而下降。由此判断,医疗设备应属于医院质量控制中的核心组成部分,医疗设备的全面质量控制工作能维护患者的生命健康利益,保障医院医疗质量,并且节约医院的设备检修与设备维护成本。

二、管理内涵

(一)严格保障医院医疗质量

医院医疗质量构成了评估医疗整体信誉程度的重要实施标准,在激烈的医疗服务竞争环境中,医院如果要全面树立自身的优良质量信誉,那么最根本的举措应体现在严格保障良好医疗质量之上。在目前的医疗市场范围内,某些医疗机构对良好信誉等级没有做到切实维护,将会造成医院频繁发生多种多样的医疗事故[67]。情况严重时,缺乏安全使用功能的医疗设备还会明显威胁患者健康,导致患者的生命权益、财产权益以及人身健康利益遭受损害。由此可见,保障医疗质量以及提升医院信誉等级的重要途径就是控制医疗设备的安全性[68]。

从根本上来讲,医疗设备质量会影响医院的整体医疗信誉。现阶段的某些医院由于忽视了医疗设备的质量控制,因此,医院频繁表现为医疗设备的损毁、破坏现象,严重阻碍了患者的就诊体验。患者在遇到故障频率较高的医疗设备时,患者内心的潜在不满情绪将会被引发,从而导致医院部门的优良质量信誉无法得到巩固树立。医疗质量的严格保障监管举措不可缺少医疗设备管理,医疗设备的全面质量控制举措具有明显的医院信誉维护效果[69]。

(二)维护患者的生命健康利益

医院对入院患者在实施紧急抢救以及常规治疗的全过程中,通常需依靠科室医疗设备的基础支撑因素[70]。医疗设备如果存在外观破损、安全性能老化、系统部件腐蚀等严重安全隐患,那么患者就无法享受到优质医疗服务,患者自身的生命健康利益与物质财产权益也会遭受明显损害。因此,严格确保患者的基本健康生命权益必须要依赖医院质量控制体系机制,旨在全面有序推进院内各种型号与功能的医疗设备得到定期维护,防止与避免医疗设备的损毁与破坏情况发生。

例如心电除颤仪、动态血糖连续监测系统及血压的自动化监测仪器系统如果失去了功能的完整性,那么意味着医护人员无法经由医疗设备来获取准确的人体监测指标数值,进而严重干扰了常规化的医疗工作顺利实施。因此,为了全面保障患者的健康安全利益,医院目前须做到密切监测医疗设备的隐患。医疗设备的系统使用与操作人员必须要保持严谨态度,防止由于人员的麻痹大意而造成医院现有的医疗设备遭受人为操作破坏。

(三)降低医院的设备检修与维护成本

医疗设备如果频繁遭受错误操作损坏、自然环境因素腐蚀或者人为故意毁坏,那么医疗设备的最佳预期使用寿命将会明显缩短。医院必须通过有效的监管来控制设备维护以及设备检修更换的资源成本投入。质量控制工作的核心思路目标体现在及时察觉医疗设备隐患,通过展开动态性以及综合性的医疗设备控制监管工作手段来全面优化医疗设备性能。在此过程中,设备质量控制应属于非常关键的医院安全监管工作组成部分[71]。

医院希望借助更少的医疗资源投入来取得最佳医疗工作成效,就会倾向于压低医疗设备的常规检修资源资金投入比例来减少投入。然而,片面降低医疗设备的安全使用成本投入力度不仅不利于全面节约医院资源,反而还会由于频繁引发医疗设备故障,导致医院投入更多的医疗设备检修资金[72]。因此,医院需保证将充足的医院资金投入医疗设备日常管理工作。

三、存在的问题

(一)医疗设备管理机制缺失

医院的医疗设备质量控制的总体实施过程必须要保证达到精细化、体系化与可操作性标准,因此客观上决定了医院的监管控制工作运行保障机制应逐步得以完善[73]。当前,很多医院并未重点针对医院设备展开综合管理实践工作,而是将医院管理的着眼点放置于提升医院运营效益上。医院由于缺失医疗设备安全管控的工作保障体系,将会在根本上削弱设备质量控制的预期工作成效性。缺失医疗设备的质量控制体系机制不利于医院展开全面性的医疗设备监管工作,并且也增加了医院检测与维修医疗设备的资金成本[74]。

除此之外,某些医院存在简单沿用原有医院管理机制的倾向,对信息化以及自动化的医疗设备没有达到严格检测控制的效果。医院原有的医疗设备质量控制体系机制重点针对手工操作的医疗设备,然而现在很多医疗设备更为精密,同时也更容易引发自动控制操作中的医疗设备故障。医院目前如果没有充分关注智能化的医疗设备定期检测工作,那么存在失控安全隐患的自动化医疗设备就无法得到及时的处理。

(二)医疗设备管理资源匮乏

医院的资源主要投入在临床医疗领域,旨在促进医院的预期效益实现,并且创造医院的优良市场竞争信誉。与医院医疗领域相比,医疗设备质量控制领域的医院成本资源整体上匮乏,根源主要在于医院没有做到严格重视医疗设备质量的监测控制资源投入。在此种情况下,医院中的大规模急救设备、体征监测设备以及其他种类医疗设备就比较容易产生安全运行风险,进而导致了严重程度较为明显的医疗工作运行干扰后果。因此,存在匮乏性的医疗设备维护管理资源将会显著阻碍医院正常医疗服务开展,同时也可能增加患者的健康隐患威胁[75]。

某些医疗设备操作以及医疗设备使用技术人员针对设备校准工作没有做到定期开展,将会造成各类医疗设备表现为一定程度的使用失灵现象。尤其是对精密程度较高的医疗设备来讲,具有精密性组成结构特征的大型医疗设备必须要得到定期性的校准核验工作,如此才能充分确保医疗设备的正常使用价值发挥。但是实际上,设备系统的操作控制人员对实时性的设备安全系数指标没有全面记录,将会引发医疗设备运行失灵与失控等安全故障后果。此外,某些医院现有的医疗设备存在长期闲置情况,采购部门对医疗设备的真实使用需求程度没有全面了解,从而造成了医疗设备长期闲置的现象产生,浪费了医院的宝贵成本与采购资金。

（三）医疗设备的质量控制手段滞后

智能化的医院设备控制在客观上有益于各类医疗设备得到综合性的质量监管控制,对人工记录医疗设备使用状况数据的传统做法进行了全面地摒弃[76]。然而,目前很多医院的医疗数据并没有充分运用于医疗设备控制工作,导致医疗设备的维保人员局限于人工处理与记录医疗设备的安全状况数据。存在滞后性的传统数据收集以及数据汇总记录手段将会消耗较多的医院资源经费,同时也不利于医院顺利应对设备运行使用数据规模增加的发展趋势。人工记录医疗设备的规格指标数据、系统运行数据以及故障修理数据等传统做法比较容易产生数据缺陷误差,影响医院的正常医疗服务实施与开展。

通过综合归纳分析发现,各种医疗设备的现行质量控制运行实施模式亟待整改[77]。医院对医疗设备质量应给予更高层次关注,对医疗设备定期维保工作的必要性达成一致。医院对容易产生安全运行故障的医疗设备应增加安全保养力度,防止由于人为疏忽因素从而造成患者正常就诊过程遭受干扰,甚至延误了患者急救的最佳时间机会。

四、改进思路

质量控制手段目前应全面渗透医疗设备管理领域,充分确保医院的设备维护人员以及设备管理检测人员都能做到准确认识质量控制工作价值。然而从整体角度而言,很多医疗设备仍然由于人为忽视因素而积累设备安全风险因素,直至引发重大性的医院诊断差错以及患者治疗故障现象[78]。医院在激烈的行业竞争参与过程中,应深刻认识医疗设备的控制管理工作必要性,从以下 5 个方面加强医疗设备质量管控。

（一）积极采纳网络智能化的医疗设备监测控制手段

具有智能化技术优势的医疗设备控制管理网络体系可以辅助医院准确识别医疗设备隐患,在客观上有益于各种医疗设备系统的安全使用效能得到优化。目前在医院的实践工作视角下,信息化的医疗设备智能运行监控手段应得到普遍的采纳运用。网络数据库可以帮助设备管理者展开定期性的设备检测工作,切实保障了医院各个领域的医疗设备达到最佳性能标准。医院对体系化的医院数据库应积极完善,全面增强医院对各类设备的智能化监控工作开展的力度[79]。

近年来,医疗设备源头管理的重要性正在全面得到医院的重视。对医疗设备若要真正确保其达到优良使用效能标准,那么最关键的就是要强化医疗设备源头管理。医院应严格实行源头管控工作,确保着眼于源头上的医疗设备生产质量管控。医院采购部门若能判断医疗设备没有达到合格的生产性能标准,那么应禁止采购以上类型规格的医疗设备。信息化的医院数据库必须要完整包含供应医疗设备的生产企业信息、经营许可信息、供货凭证信息、设备技术参数、设备安全使用期限等关键数据要素。唯有如此,医院对综合性的医疗设备源头质量监管控制工作才能准确予以展开,切实增强保障医院各类设备源头采购质量的目标。

医院内部的信息化数据库应达到实时更新的标准,运用医院数据库的智能化与自动化手段来准确记录设备源头各项信息数据。通常情况下,设备管理者对已经超出安全使用运行期限的医院设备必须要立即实施报废处理,禁止将上述的医疗设备再次运用于患者临床治疗实践工作过程。医院对存在数据录入误差的医疗设备信息有必要及时更正,直至确认达到精确、完善以及科学的医疗设备基础数据信息录入管理实施标准。

(二)全面展开针对医疗设备的日常养护维修工作

医疗设备只有在得到全面质量控制的情况下,设备安全效能才可以得到明显的优化。医疗设备管理人员针对医疗设备应善于进行检测与观察,合理优化设备质量控制的运行监管实践工作模式。医院针对设备保养工作必须要给予更高程度重视,防止存在忽视医疗设备安全使用监管的情绪心理[80]。与此同时,医院中的护理人员、临床医师以及后勤人员都应树立爱惜、养护医疗设备的意识,自觉防止表现为过度操作、使用医疗设备的倾向,对存在异常的医疗设备状态应及时察觉,及时更换运行参数异常的医疗设备部件。

医疗设备管理人员对容易受潮腐蚀、酸碱性溶液腐蚀或者容易受光照影响而导致性能老化的精密医疗设备应展开重点性的科学监测管理维护工作。对精密性较高的大型医疗设备务必正确存放与使用,避免将医疗设备存放在光线直射或者过于潮湿的空间环境内。设备维保护人员应结合现有的检修故障记录来准确判断设备故障的高发风险部位,重点通过实施抽查检测等技术手段来保护医疗设备安全。

（三）提供医疗设备质量控制管理的物质资源支撑

医院针对医疗设备的安全养护、检测、大修等都要给予更多关注,旨在确保医疗设备的安全质量控制工作能建立在充足物质资源保障前提下[81]。目前很多医院对医疗设备质量控制并未投入充足的经费资源支撑,因此就会出现医疗设备管理控制实践资源匮乏的不良影响。医院管理人员对医疗设备保养的工作开展机制应着眼于合理调整,确保操作技术人员能运用更为严格的操作方法手段来使用医院设备,切实防止医疗设备产生某些潜在性的设备腐蚀风险以及设备失灵风险。

医院针对物质经费资源必须要确保达到充足程度标准,合理划分现有的医院各个层面资源投入比例。医院账目要准确记录,财务部门要做到动态跟踪现有的医疗设备质量控制成本,防止采购人员存在过度浪费采购经费的倾向。财务部门对存在异常的医疗设备维保的管理现状应准确判断。

（四）合理完善医院的设备使用评估指标体系

大型医疗设备如果出现损坏或者丢失现象,那么医院的固定资产将会遭受损失,同时还会影响医院的医疗质量。因此,医院必须准确判断大型医疗设备的运行使用状况,结合医院现有的绩效评估与检测指标给出科学结论,保证医疗设备的基本功能得到完整发挥展示。大型医疗设备属于医院中的基础设施关键组成部分,医院中的各类医疗设备能否表现为良好的设备运行使用性能,直接决定了医院的医疗服务总体质量水准。但是现阶段很多医院的管理人员侧重于购置全新医疗设备,对大型医疗设备的运行使用效能缺乏体系化的评估与认识,将会增加医院的资源与成本浪费。为了提升医院的综合效益,医院管理人员应密切重视评估大型医疗设备的运行使用绩效,科学设置设备使用绩效的评估技术指标体系。医院本身具有明显的公益属性特征,医院开展各项医疗业务的基本宗旨就是全面服务患者,充分确保医院的医疗工作开展实施状况得到优化。大型医疗设备普遍存在购置成本较高、设备体系组成以及运行功能复杂等特性。准确评估医疗设备的运行使用绩效,以上做法具有显著实践保障意义。

具体在评估与判断医疗设备的安全使用效能过程中,技术状态指数在各个层面的评价指标体系中应占据核心地位,旨在督促设备的操作人员认真遵守设备安全操作使用实施规程。医院管理技术人员针对设备技术状态的重要判断检测指数而言,必须要经过严谨计算与推理过程才能得出,防止医院管理人员仅凭自身经验来推测设备状态指数的现象情况发生。技术状态指数作为关键性的绩效评估判断指标来讲,重点应包含医疗设备的完好概率、设备寿命长度指数、设备自修率、设备功能的完整程度比率、医院目前投入的设备维修经费指数等。医疗设备能否保持设备正常使用状况,在根本上影响医院的预期社会效益以及经济效益。

公立医院属于公益医疗服务机构,然而并不意味着公立医院无须参与激烈的医疗服务竞争。因此,医院管理人员必须要突破自身的狭隘观念认识,对医疗市场的总体运行规律给予更多尊重。医院管理人员应将经济效益的评估判断指数纳入绩效评估体系架构,确保经过全面检测与评估后的医疗设备能达到最佳的使用效益。医院还需运用更加节约医院成本资源的方式来操作使用医疗设备,尽量使大型医疗设备的安全使用寿命年限得以延长。社会效益指数能反映与折射出医疗系统服务患者的总体实施成效,并且表明了医院在当前具备的患者服务整体质量水准。社会效益的衡量评价指数重点应包含设备功能开发指数、设备使用效率指数、设备科研成果指数等,还涉及医疗系统院校的教学任务完成率指标。经济效益指数的检测判断要点应包含医院收入增长比率与设备利润比率,以上两项关键判断衡量指标共同组成了经济效益指数。

（五）构建预防性的医疗设备质量控制体系

1. 预防性医疗设备质量控制的基本含义特征

预防性的医疗设备质量控制体系,基本含义在于医院运用事前防控的重要方法手段来维护医院设备质量,旨在防范医院中的医疗设备安全隐患因素,对发生运行事故概率较高的医疗设备应展开重点性的严格控制监测。因此,建立在预防性思路前提下的设备质量控制手段更多关注事前预防措施,突破了针对发生故障医疗设备展开事后检修更换的传统工作模式。

目前,医疗设备检测、医疗设备养护、医疗设备采购以及设备使用运行等各个步骤环节都应纳入预防性质量控制领域。与事后进行设备故障判断以及故障修复的技术模式相比,预防性的医院质量控制手段更应被普遍运用在各个领域医疗设备的运行维护工作中。医疗设备的维保人员须具备事前防控意识,有效避免发生医疗设备的安全使用故障,对患者的健康生命权益给予更大力度保障。

传统模式下的医院检修与管理工作人员已经习惯于事后维修医院故障设备,医院检修人员对已经产生明显故障、损坏的医疗设备必须要拆除原有设备线路连接,然后运用更换医疗设备组成结构部件等技术手段来恢复医疗设备性能。但是实际上，局限于事后展开全面拆除与更换检修的工作思路不利于节约成本，并且比较容易给患者的正常医疗开展造成不利影响。与之相比，医院若能针对医疗设备展开预防性的设备定期维护工作，则非常有益于设备质量控制的总体实施思路得到优化。

2. 预防性医疗设备质量控制的开展实施要点

（1）医疗设备的采购、核算与记录。采购医疗设备属于核心性的设备质量控制组成要素，需要得到医院管理层的充分重视。采购部门具体针对各种不同规格的基础设施设备在进行购买选择过程中，首先需要确认医疗设备已达安格标准。采购部门对各种必需的医疗设备应严格遵循采购清单来进行购买操作，灵活使用与分配采购设备经费，争取实现预期的医疗设备最佳采购综合效益指标。

医院对医疗设备的现有种类、数目、设备使用期限等关键数据指标都要准确进行记录操作，运用智能化的医院数据库来统计汇总现有的医疗设备使用状况数据。医院内的会计与财务负责人员必须要准确核对医院资产账目，尤其须保证准确察觉存在丢失安全风险的医疗设备种类。医院管理人员在准确核算与记录院内设备使用状况的前提下，设备质量控制的预期实践成效将会得到最大限度的展现。

（2）医疗设备的质量性能测试。设备系统故障的产生概率、设备安全使用效能、设备开机操作频率等重要实践指标都应完整包含在设备性能测试范围，确保医院中的具体负责人员能运用质量性能判断测试的专门技术手段来检测医疗设备故障，进而做到正确判断识别医院设备突然发生系统故障的可能性。测试技术人员必须要重点针对开机频率较高的医疗设备展开准确测试，结合医院现行的设备测试指标来准确检测医疗设备性能。测试技术人员若能判断为某些医疗设备已不再满足安全使用条件，那么应立即全面检修此类医疗设备，做好综合性与体系化的设备检测保养实践工作。

医院需重视的是，某些医疗设备具有潜在性的设备损耗特征，或者由于设备所在的空间环境过于潮湿以及温度过高，进而造成医疗设备损坏以及医疗设备的全面老化风险后果产生。为防范医疗设备的缓慢损耗，医院的检测技术人员需具备严密的防范意识，从而在根本上促进医院检修与检测技术人员的安全风险防控监管意识增强。医院部门的管理负责人员必须要定期督促设备检修人员，确保医疗设备检修的业务实施人员能全面汇总与归纳医疗设备故障风险数据，据此给出体系化的检修工作开展落实决策。

（3）医疗设备的运行评价与管理。运行评价管理的重要技术手段能帮助医院负责人员准确监控医院设备性能,从而帮助医院的医疗设备操作技术人员、医疗设备维保人员以及医院决策人员把握动态性的医疗设备安全使用状况。现阶段的医疗设备安全检测工作保障机制正在逐步实现完善,有效确保了医疗设备的最佳预期使用效果得到更大程度展现。在此基础上,各科室的医疗设备操作技术人员都要自觉爱惜医疗设备,避免出现错误操作以及故意损坏医疗设备的行为。医院现有的医疗设备安全监管评价体系指标需达到动态化标准,并且还需完整覆盖医疗设备的全面运行使用周期。

现阶段的医院急救科室通常配备了精密程度较高的医疗设备,医院内部的管理负责人员针对精密的急救医疗设备应准确展开绩效评估工作,严格确保院内现有的急救医疗设备达到安全完整标准。医院管理人员针对医疗设备应严格保证其安全性与完整性,谨慎预防人为毁坏医疗设备的不良后果发生。医院目前针对院内数据库系统应着眼于全面完善,依靠医院内部的管理数据库系统来保存大型医疗设备的运行状况数据。医院中的维保人员必须要正确操作与使用院内数据库系统,切实保证医院现有的医疗设备以及固定资产安全。

医院固定资产普遍具备较高的资产使用价值,医院固定资产如果表现为破损、腐蚀生锈或者性能老化等现象,那么医院开展正常的医疗服务过程将会遇到阻碍。对医院急救科室必需的除颤仪、氧气输送装置、动态心电监测仪器装置等大型固定医疗设备来讲,以上的医疗设备物品必须要得到实时性的装置安全性能检测,旨在严格保障与维护医院急救患者的人身健康安全,杜绝医院发生重大性的医疗安全事故。医院管理人员以及医院内部财务人员之间必须要保持紧密的互动协作关系,对医院各类固定资产完整程度给予保障。

综上所述,质量控制工作目前应完整融入医院日常医疗工作的运行开展中,尤其是针对医疗设备应实行综合性与动态化的医院质量控制工作。医院管理人员应深刻认识医疗设备控制监管的价值作用,尽快构建预防性的设备质量控制保障体系。同时,医院的具体负责人员应密切关注医疗设备养护,展开定期性的医疗设备安全管护实践工作,切实保障各种医疗设备达到最基本的安全检测性能标准。

第五章 维修信息化管理

一、概述

随着我国科技水平的不断发展,信息化技术已经成为各行各业发展中的重点技术之一,在运营管理中都得到广泛利用。医疗设备维保跟踪管理工作中利用信息技术能使实际管理质量更好,为医疗机构的未来发展提供更好的保障。

医疗设备维保跟踪管理工作是确保医疗设备使用质量和维修效率的关键因素,由于我国医疗机构普遍对医疗设备维保跟踪管理工作的重视程度不够,导致实际的医疗设备维保跟踪管理工作开展受到一定影响,实际管理效果也难以起到应有的效果。随着我国信息化建设的全面发展,现有的医疗设备维保跟踪管理工作质量已无法满足医疗机构的实际需求,医疗机构应利用信息技术调整和完善。

二、管理内涵

(一)信息化故障报修系统

信息化故障报修系统是目前很多医疗机构开展医疗设备维保跟踪管理工作的有效途径之一。信息化故障报修系统主要是指将医疗设备的维保管理工作由传统的拨号报修更改为网络报修,使工作人员能直接通过网络平台向医疗设备的维修管理部门进行报备,医疗设备的维修管理部门再根据得到的信息数据安排工作人员及时针对出现故障现象的医疗设备开展维保跟踪管理工作。而维修管理人员正式开始维修工作前,可以将出现问题的医疗设备在报修系统中记录,将出现故障现象的位置、情况、维修次数、维修方式等各项内容信息都记录在报修系统中,然后再开展医疗设备维保工作,防止后续再次出现故障现象后无法有效判断事故的引发原因。同时医疗机构还可以将报修系统中关于维修人员工作的部分完善,以此来通过信息化故障报修系统向维修人员起到规范、约束的作用,通过信息化故障报修系统来判断维修人员的工作态度和工作质量,为医疗设备维保工作提供更好的保障。

在信息化故障报修系统中记录所有医疗设备的信息数据，能使维修人员在开展维修工作时获得非常大的帮助。以该系统记录的信息数据作为判断依据，维修人员能更加快速地找到出现问题的部位，并对出现的故障问题和解决措施有大致的判断方向，从而有效提高医疗设备的维保效率，使医疗设备能更快地投入后续使用中。因此，该系统对医疗机构的工作开展同样具有非常大的影响，相关人员应予以重视。

（二）生命周期管理系统

生命周期管理是近年来管理领域推出的全新管理理念，运用到医疗设备管理，主要是对医疗设备的生产、日常使用、维保、故障处理、报废处理等所有涉及医疗设备的环节全部进行规范管理，以此来实现全方位管理的效果。对医疗设备采用生命周期管理系统能确保医疗设备的运行使用和维修管理都得到严格把控，使医疗设备的管理和维修得到更好的保障。在生命周期管理系统中，重点的管理内容包括医疗设备的使用、维修、管理等各项工作开展过程中产生的大量信息数据。因此，针对信息数据的管理和保存，管理部门应高度重视，妥善保存好所有信息数据，为后续的医疗设备维保和相关培训工作开展提供更好的保障。

（三）网络信息管控平台

网络信息管控平台主要作用于医疗机构中的设备管理、医疗设备维修、医疗设备跟踪等各阶段，对管理过程中产生的数据文件进行收集整合。通过平台对医疗机构现有的设备进行全方位管理。整个管理平台的重要内容是将信息进行数字化管理，通过统一途径来连接相关数据，利用办公文档和模型建设来交替数据，再由平台统一进行录入、集成，发送到对应的管控平台上。建设网络信息管控平台就是建立核心信息管理系统，建立起各业务工作之间的联系以便于加强工作效率。建立信息管控平台，可以使实际管理工作中各个环节的信息得到高度统一，有效协调各部门的沟通交流，实现施工各部门的信息一体化、监控一体化。在网络信息管控平台中利用互联网和信息技术建立信息平台，可以将得到的信息实时传输给所有施工管理部门，确保信息数据的高效流通，为医疗设备的维保跟踪管理质量提供更好的保障。

综上所述，医疗设备维保跟踪管理工作是医疗机构设备管理工作的重要环节，目前在我国很多医疗机构中普遍利用信息技术开展医疗设备维保跟踪管理工作。信息技术能提高医疗设备维保跟踪管理工作的效率和管理质量。因此，针对信息技术在医疗设备维保跟踪管理工作中的实际应用,相关人员应予以重视,将更加先进的技术应用在医疗设备维保跟踪管理工作中,为医疗机构未来发展提供更好的保障。

三、存在的问题

(一)管理意识不足

管理意识不足是目前很多医疗机构普遍存在的问题之一。信息技术在当今已经迅猛发展,而一些医疗机构由于受到传统观念的影响,导致对信息技术的认知和了解远远不足,在实际生产经营中对信息技术的运用也不够完善,甚至还有部分医疗机构由于缺乏管理意识,而导致机构运营面临风险的现象。一些规模小、资金投入少的医疗机构对医疗设备的重视程度更高,而忽略了对管理工作的重视,进而对我国的医疗事业发展造成非常严重的危害和影响[82]。

(二)信息技术应用程度不高

目前在我国的市场环境中,很多医疗机构对信息技术的利用率非常低,从而导致医疗设备维保的跟踪管理工作的质量无法有效把控。很多医疗机构将信息技术作为计算数据、统计信息的方法,而忽略了对信息技术的深度利用,导致在实际工作中,仍然使用传统、落后的方法进行管理工作,例如医疗机构的安全管理部门和资金管理部门,目前大部分医疗机构普遍没有将信息技术利用在安全管理和资金管理工作中,导致信息技术的应用程度不高,影响了对医疗设备维保跟踪管理效果[83]。

(三)专业人才数量缺乏

在信息时代下,医疗设备维保跟踪管理工作对专业人才的要求也发生了一定的变化,传统医疗设备维保跟踪管理工作更加注重工作人员的管理能力,而信息技术应用于管理工作后,管理部门对工作人员的信息技术能力和计算机掌握情况也有了更高的要求。管理人员应将信息技术与医疗机构的实际情况和需求进行有效结合,因此,对管理人员的综合素质和专业能力都有比较高的要求,而目前一些小规模医疗机构由于工作环境和条件的制约,导致自身对高素质人才的吸引力比较低,难以吸引大量高素质人才参与医疗机构工作,这也进一步导致信息技术在医疗设备维保跟踪管理工作中的应用情况受阻,对医疗机构的未来发展造成一定的消极影响[84]。

四、改进思路

(一) 减少管理成本

利用信息技术对医疗设备维保跟踪管理工作进行完善,能有效减少实际管理成本和维保成本。利用信息技术能通过移动互联网设备和自动化控制系统对医疗机构中所有需要进行医疗设备维保跟踪管理的医疗设备加以管控,就是将医疗设备管理通过信息技术的方式管控,为医疗机构管理部门提供不同的医疗设备维保跟踪管理方案。管理部门再根据实际情况选择符合自身需求的方案加以实施,能有效节省实际管理成本,为医疗机构自身的经济效益提供更好的保障[85]。

(二) 提高管理效率

信息技术同时也是提高医疗设备维保跟踪管理效率的重要方式,通过信息技术能建立医疗设备的管理数据库,将所有医疗设备的相关参数、信息录入数据库中,并根据信息数据开展管理工作,以此来提高管理工作的效率和开展质量。可以将医疗设备的来源、型号、使用时长、维修记录等相关信息都记录在数据库中,当设备出现故障时,维护人员通过网络数据系统就能及时了解故障设备的所有相关数据,并可以通过信息技术对数据进行高效分析和处理。这种管理模式可以提高管理工作的及时性和管理质量,使医疗设备维保跟踪管理工作的效率获得有效保障[86]。

(三) 提高信息流动性

提高医疗数据的流动性是信息技术的优点之一,利用信息技术能使医疗设备维保跟踪管理工作中产生的所有自动化数据统一进行收集和保存,在妥善保存后管理部门可以将产生的信息数据通过网络平台传输给所有医疗设备的相关部门,使各部门的工作能更好地开展。例如医疗设备的管理部门、维修部门、使用部门等,通过网络平台将医疗设备的相关信息传输给各部门的工作人员,工作人员就能更快地了解医疗设备存在的问题和注意事项,在实际工作开展中就能更好地利用医疗设备进行工作。

第六章 医疗器械不良事件监测

一、概述

对获准上市的医疗器械,在对其正常使用的状况下,一旦有与医疗器械预期使用效果无关以及可能或导致患者死亡或者严重伤害的事件出现,应及时上报,上述事件即医疗器械不良事件。医疗器械不良事件的监测主要是指医疗器械不良事件的发现、评价、报告以及控制的过程。对此,相关医疗机构需要针对医疗器械不良事件有效开展监测工作,实时监测医疗器械的使用情况,并采取有效的预防对策,避免发生不良事件,使医疗设备的使用正确性得到保证。

国家对医疗器械实施分类管理,具体可以划分为 3 类:第一类医疗器械(低风险类)、第二类医疗器械(中度风险类)以及第三类医疗器械(具有潜在危险类)。针对人体具有潜在危险的医疗设备,需要严格控制其安全性和有效性,例如高频电刀、聚焦超声肿瘤治疗系统(超声聚焦刀)、心脏起搏器、微波手术刀、骨科植入器械、医用磁共振设备、一次性使用输液器以及血管内支架等[87]。

二、医疗器械不良事件分析的意义

针对医疗器械不良事件进行分析,其主要是针对获准上市、质量合格的医疗设备,而且这些设备在正常使用情况下发生会导致或可能造成人体伤害的相关有害事件。医疗器械不良事件中所涉产品的要素包括获准上市、正常使用以及质量合格。相关医疗机构需要严格监测医疗器械不良事件,需要及时发现、评价、报告以及控制相关不良事件。医疗器械不良事件所涉产品主要是由于产品设计缺陷、已注册审核的使用说明书不够准确或充分,进而导致医疗设备出现相关不良事件,但产品质量为合格的。医疗事故主要指医疗机构和医务人员在开展医疗活动时,与医疗卫生管理法律、部门规章、常规、行政法规以及诊疗护理规范相违反,由于过失而造成患者人身伤害。而医疗设备质量事故主要是指医疗设备质量与注册产品标准等规定不符合,进而产生相关事故[88]。因此,医疗器械不良事件与医疗事故性质不同。

在相关医疗设备产品正式上市前,需要由相关药品监督管理部门来注册和审批产品,有效评价其安全性和有效性,具体需要进行物理评价、临床评价、生物学评价以及化学评价。但由于部分医疗器械在上市前的研究具有局限性,进而导致该部分产品在使用过程中易发生医疗器械不良事件。

针对医疗设备产品的固有风险进行分析,需涉及临床应用、材料因素以及设计因素。医疗设备产品自身的固有风险同样会引发不良事件。当医疗设备出现性能和功能故障,或者有损坏发生,进而未能达到预期功能,例如瓣膜置换术后碟片发生脱落。一旦标签和产品使用说明书中有缺陷或者错误问题存在,容易引发医疗器械不良事件。例如角膜塑形镜(OK 镜),可以通过角膜形态的改变,对屈光不正进行矫治。但需要及时进行更换,在说明书中并未对此予以注明[89]。

在具体开展监测工作时,需针对医疗设备使用期间存在的可疑不良事件有效收集和分析,并进行报告和评价,从而有效控制存在安全隐患的医疗设备,避免医疗器械不良事件重复发生和蔓延。任何医疗设备产品在临床使用过程中,由于受到科学技术水平的制约以及实验条件的限制,进而导致相关医疗设备有不可预见的缺陷存在。通过有效监测和再评价不良事件,可以科学分析和总结事件本身,以此来对适宜和有效的措施进行采取,使相关医疗设备的使用安全性和有效性得到保证,使企业能对产品不断进行改进,从而使产品质量和生命周期得到提高。通过有效开展不良事件监测工作,可以减少或避免同类不良事件的重复发生,使医务人员、患者等对医疗设备的使用风险得到降低,从而使广大人民群众的器械使用安全性得到提高。除此之外,还可以使医疗设备的性能和功能得到提高,促进企业研制新产品,使我国医疗设备生产行业得到健康发展[90]。

三、改进思路

(一)完善医疗器械不良事件监测报告管理体系

对相关医疗机构而言,其需要结合自身实际情况对完善的医疗器械不良事件监测报告管理体系,而且报告主体具体包括医疗设备生产企业、经营企业、使用单位和个人。国家药品监督管理局应落实监测工作,制定出具体的管理规定,并有效监督实施,同时还需要组织工作检查,做好突发性群体的医疗器械不良事件调查,对处理有效组织和协调。与此同时,还需要确定和发布重点监测品种,对监测和再评价结果进行通报,采取科学有效的管理措施。

（二）明确各方职责

在医疗器械不良事件的监测工作中，需要对各方职责进行明确。首先，对省、自治区以及直辖市药品监督管理局而言，其需要有效组织工作检查，协调和组织突发性群体性医疗器械不良事件的调查和处理，对监测结果进行通报，采取相应的管理措施。其次，各级卫生健康管理部门需要对检查工作进行组织，监督检查关于医疗设备的相关医疗技术和行为，并协助不良事件调查，采取科学合理的管理措施。再次，国家药品监督管理局药品评价中心（国家药品不良反应监测中心）需要收集、反馈和评价全国监测信息，有效开展再评价技术工作，并进行技术指导，加强网络建设和维护。最后，对省、自治区、直辖市医疗器械不良事件的监测技术机构，需要有效收集、报告、反馈以及评价监测信息，做好再评价技术工作[91]。

（三）优化医疗器械不良事件报告流程

医疗器械不良事件报告主体主要包括医疗设备的生产企业、使用单位以及经营企业。从个人角度出发，其可向所在的省级医疗器械不良事件监测技术机构上报，或向所在地县级以上的药品监督管理部门上报。在医疗器械不良事件报告过程中，需明确规定医疗器械不良事件的报告主体、报告时限、报告范围以及分析评价，具体需要涉及生产企业、使用单位以及经营企业等主体。

首先，针对生产企业职责进行分析，其需要建立制度，指定机构，并对专职和兼职人员进行配备，做好记录保存工作。与此同时，还需要对发现或知悉的可疑不良事件进行报告，主动收集相关信息，提交补充报告和其他补充信息，对年度汇总报告进行提交。此外，还需要对突发性和群发性的医疗器械不良事件进行报告，而对第二类医疗器械和第三类医疗器械，需要建立相应制度，从而使产品可追溯性得到保证。其次，对经营企业和使用单位而言，其职责主要表现在建立制度、保存记录、指定机构以及配备人员，并要配合医疗设备生产企业有效开展报告收集，而且还应对发现或知悉的可疑医疗器械不良事件上报，向生产企业进行告知。对突发性和群发性的医疗器械不良事件进行报告，做好医疗器械不良事件监测工作的年度总结，有效进行保存与备查[92]。

对医疗器械不良事件报告的范围，其主要包括导致死亡或严重伤害的事件，而且可能会导致死亡或严重伤害的事件，需要遵循可疑即报的原则。对严重伤害情况，其主要包括危及生命、导致机体功能永久性伤害、给机体结构造成永久性损伤、需要采取医疗措施方能避免上述永久性伤害或者损伤。

综上所述,通过使用医疗设备,可以对疾病有效预防、治疗、诊断、缓解以及监护,而且还能诊断、监护、治理以及缓解损伤或残疾。除此之外,还可以替代、研究以及调节解剖或生理过程,有效实现妊娠控制。在医疗设备使用过程中,还存在一些不良事件,进而对医疗设备的使用效果产生影响。因此,需要全面加强医疗器械不良事件监测工作,以此来保证医疗设备的正常使用。

第七章 固定资产处置

一、概述

为规范医院国有资产处置行为,维护国有资产的安全和完整,合理配置和保障国家所有者权益,医院出售、出让、转让、置换和报废、报损、核销国有资产的处置行为均需委托具有相关资质的评估机构(名单在财政资产系统—中介信息—评估机构栏)对国有资产进行评估、鉴证。

此处国有资产处置是指医院对其占有、使用的国有资产,进行产权转让或注销产权的行为。

医院国有资产处置应遵循公开、公正、公平和竞争、择优的原则,严格履行审批手续,未经批准(审核)或备案不得擅自处置,保证国有资产能按照规定进行处理。医院在委托招标评估机构时,招标活动应遵循公开、公平、公正和诚实信用的原则,发布招标信息,提供载有招标的主要技术要求、主要合同条款、评标的标准和方法以及开标、评标、定标的程序等内容的招标文件。医院国有资产处置管理委员会(或医院国有资产处置管理工作小组)对委托评估机构、资产管理部门具有监管、评价等职责。

资产管理部门作为医院国有资产处置的归口管理部门,在医院统一部署、医院国有资产处置管理委员会(或医院国有资产处置管理工作小组)的管理下负责对固有资产的无偿调拨(划转)、对外捐赠、出售、出让、转让、置换、报废、报损等事项进行管理。医院固定资产报废条件:折旧年限已达到或超过规定的折旧年限,或经检验安全无法得到保障的物资设备(表1)。

表 1　医院医疗设备折旧年限表

设　备　分　类	建议折旧年限(年)	设　备　分　类	建议折旧年限(年)
医用电子仪器	5	临床检验分析仪器	5
医用超声仪器	6	体外循环设备	5
医用高频仪器设备	5	手术急救设备	5

设　备　分　类	建议折旧年限(年)	设　备　分　类	建议折旧年限(年)
物理治疗及体疗设备	5	口腔设备	6
高压氧舱	6	病房护理设备	5
中医仪器设备	5	消毒设备	6
医用磁共振设备	6	光学仪器及内窥镜设备	6
医用 X 射线设备	6	激光仪器设备	5
高能射线设备	8	其他	5
医用核素设备	6		

二、资产处置程序

(一) 院内申请、审核资产报废流程

遵循以下流程: ① 资产归属科室资产管理员提出资产报废申请及相应材料,经医院资产管理员根据规定初审,审核通过后在系统中变更该资产信息为: 待处置。② 医院资产管理员每年定期从系统导出《医院年度固定资产待处置明细表》,并交给财务处资产管理专员核对。③ 财务处资产管理专员将《年度全院固定资产待处置明细表》与上海市市级财政系统进行核对,并打印国有资产处置申请表以及最终处置清单,交还给医院资产管理员。④ 后勤保障处将财务处核对后的最终处置清单提请医院资产管理委员会审批。⑤ 医院资产管理员将上海市《市级事业单位国有资产处置申请表(草表)》签批(资产部门、财务管理部门、单位负责人)。

(二) 院外申请、评估报废相关资质

医院资产管理员需提供处置清单与相关资料至第三方评估公司出具《部分资产报废评估报告》和评估金额提请院务委员会和院党委员会审批。党委办公室/院长办公室负责人将会议处置意见拟《党政会议任务通知书》并交还给医院资产管理员。医院资产管理员通知财务处生成有申报单号的正式国有资产处置申请表,医院资产管理员重新签批(资产部门、财务管理部门、单位负责人),汇总国有资产处置申请所需的各项材料后,再交予财务处。财务处审核材料无误后,向分管卫生健康管理部门请示医院国有资产处置申请,上海申康医院发展中心(以下简称"申

康")管辖的上海市级医院需向申康申请。

（三）处置、销账

医院资产管理员收到申康资产部下发的《上海市市级事业单位国有资产处置批复单》，根据国有资产出售、出让、转让，应按资产评估报告所确认的评估价值作为市场竞价的参考依据，意向交易价格低于评估价值 90％的，应报上海市财政局重新确认后交易批复委托第三方进行公开招标资产处置公司。评标结果通知中标公司，根据合同内容完成处置与打款。医院资产管理员将此批报废资产属性在系统中变更为：处置完毕，处置过程的相关材料（拍卖公告、往来账务凭证等）整理归档。医院财务处将此批已处置资产在相关软件及系统上审核销账。

三、存在的问题与追责

医院在国有资产处置过程中不得有下列行为中的任意一条：① 未按规定程序申报，擅自越权对规定限额以上的国有资产进行处置。② 串通作弊、暗箱操作，压价处置国有资产。③ 截留资产处置收入。④ 其他造成单位资产损失的行为。

违反有关规定的，应根据 2011 年 1 月 8 日公布的《财政违法行为处罚处分条例》（修订版）等国家和上海市的有关规定追究责任。

第八章 档案管理

一、概述

新时期医疗改革对医院管理提出了全新要求,不仅需要做好药品管理、采购管理与加强信息化建设,还需要将档案管理工作放在重要位置,而医疗设备的档案管理是档案管理的关键部分之一,需要对设备的采购、使用、维修等过程进行详细地记录,进而让设备在医院发展中发挥重要作用。当前,全社会高度关注我国医疗卫生事业的发展,人们也对医疗服务提出更高要求。医疗设备是医院发展的关键因素之一,关系着医院的正常运营,需要对医疗设备的档案管理予以重视,服从医院档案室的统一领导,并且探索科学的档案管理模式,起到延长医疗设备使用年限的作用。

二、管理内涵

对医疗设备管理来讲,主要包括供应与管理两大方面,结合医疗活动开展需要坚持经济、实用的原则,然后科学进行医疗设备采购,设备档案管理需结合设备类型以及医院发展需要进行调试和后续维护,进而掌握医疗设备的整体使用情况,为后续进行预算管理提供支持,创造良好的经济效益与社会效益。开展医疗设备档案管理工作的意义如下:其一,在保证供应以及效益的前提下利用国家扶持政策并引进高端医疗设备,进一步提升医疗技术研究工作质量,最终全面提升医院的发展水平;其二,通过开展医疗设备档案管理工作能分析设备资产效益,为后续的设备采购提供指导,完善医疗设备保养措施,科学制定清洁和维修计划,由此保障医疗设备正常运行,为患者就医带来便利。此外,医疗设备档案管理可以在一定程度上增进医患关系,树立医院良好的社会形象[93]。

三、存在的问题

(一)管理意识薄弱

部分医院将医院管理工作的重点放在医疗队伍建设、药品管理与信息化建设等方面,对档案管理工作缺乏应有的重视。医疗设备管理具有系统性和长期性特点,能体现医院的发展情况,而实际管理中需要将医疗档案管理作为重点,部分医院没有针对医疗设备制定完善的档案管理制度,导致档案管理工作效率不高,表现为在档案管理中分类不合理、存放没有做好安全管理工作,再如缺乏对设备论证、设备说明书、设备验收等方面加强管理,导致医疗设备的管理缺乏科学性。

（二）定期管理档案时间短

相比其他品类的档案管理工作,医疗设备的档案管理要求记录内容更加全面,并且需要关注记录内容的周期性特点。档案管理人员需要对医疗设备的申报、采购、使用与保养进行全过程的管理,记录内容必须全面和翔实,然而部分医疗设备的档案资料记录时间较短,后续的内容没有及时补充与更新[94]。

（三）管理方式落后

在科学技术不断发展的当下,我国的医疗设备技术水平不断提高,这也对医院的医疗设备管理提出了更高要求,传统的档案管理方式已经不能满足医院的发展需要,然而部分医院的档案管理人员依旧进行手工检索,未能应用扫描设备对档案进行存档以及录入文档管理系统,导致在工作中效率不高。

四、改进思路

（一）转变传统的档案管理思路

要想进一步提升医院的医疗档案管理工作质量需要转变思路,尤其是档案管理人员需要分析医院的发展特点并对档案管理模式进行优化。在管理中关键是进行人员的培训,意识到该项工作与医疗设备的运行、患者的安全、医院的长久发展都存在密切关系,通过道德培训与法律教育增强责任感,让档案信息的采集、录入与更新不失误,进而逐渐完善档案管理模式,提升医院的管理水平。此外,需要医院开展好宣传工作,完整的医疗设备档案管理包括了设备的申请、采购、使用、维修,需要详细记录其中的设备使用情况与相关参数,并且需要通过宣传工作让档案管理人员对相关数据进行全面记录,各部门在使用的过程中也需要做好点检工作,相关医疗设备的运行情况,在使用医疗设备科室与档案管理部门的配合下提升医疗设备的管理水平[95]。

（二）对档案进行科学归档和管理

医疗设备档案具有涉及面广以及管理周期长的特征,如果医疗设备的档案收集不及时、不全面,甚至丢失,对医院相关管理工作带来不利影响。现阶段在医疗设备档案管理过程中普遍应用计算机系统和电子档案,使得纸质档案数量大大减少,管理难度显著下降,档案管理人员需要做好医疗设备资料的备份工作,能清晰地显示档案详细信息,便于后期进行查阅。此外,医院管理层也需重视和指导档案管理人员参与医疗设备的采购、安装、维护等环节,后勤保障处验收后及时建档,并且促进和其他科室之间的合作,进而保证档案信息及时收集,能为每台医疗设备设定独立的档案,最终有效提升医疗设备管理质量[96]。

（三）完善医院档案管理制度

医院的医疗设备档案管理工作中需要围绕建立健全的档案管理制度进行,这样才能让档案管理工作稳步推进,为患者带来更加优质的服务。在档案管理制度中主要包括以下内容：① 医疗设备的采购时间、使用年限、规格、型号、用途、折旧、报废、设备使用科室、操作人员。② 需要档案管理部门围绕管理制度将责任落实到个人,确保档案使用过程的安全,避免关键信息泄漏损害患者利益与医院的形象。③ 需要对档案管理部门的其他科室作为相关规定,促进部门之间的配合,起到监管作用。

（四）引进现代化管理手段

在医院信息化时代,医院的医疗设备档案管理模式已经发生变化,传统的人工记录模式逐渐被代替,采购医疗设备后对关键信息进行登记与备份,该方法可以提升信息管理的时效性与安全性,实现对医疗设备整个使用周期的信息化管理。医院可以建立智能化的医疗设备管控平台,对每台设备制定电子户口卡片,之后可以利用手持终端（PDA）扫码并盘点,大大提升医院设备的盘点效率。此外,医院需要建立数据库,把全部医疗设备的信息存储在数据库中,便于档案管理人员检索。随着信息化手段的应用,医疗设备数据库可以为财务部门进行固定资产管理、医疗设备管理部门维修提供帮助,进而完善医院的内部管理网络,全面提升医院发展水平[97]。

综上所述,医院开展医疗设备的档案管理工作需要得到医院管理层、档案管理部门、临床科室的共同关注,提升医院的医疗档案管理水平有利于掌握医疗设备的使用情况,进而确定资金的使用与制定医疗设备的维修方案。在实际管理过程中,需要医院制定和完善管理制度,加强档案管理人员的教育和培训,进而为患者提供更加优质的服务,实现医院的健康发展。

现代医院医疗设备
全生命周期管理实践

Modern Hospital
Lifecycle Management of Medical Equipment

第四篇 | 医院医疗设备管理信息系统

以 上海一院的医疗设备管理信息系统为例，通过打通院内医疗大数据，在确保医学数据的安全性和保密性前提下，实现对医院的医疗设备从采购、使用效率、成本和效益、维保、报废评估等方面进行全生命周期的精细化管理。

第一章　应　用　系　统

上海一院"医疗设备精细化管理系统"采用软件与硬件结合的方式,利用对放射类、超声类、检验类、内窥镜类、功能检查类、急救和生命支持类等医疗设备的使用过程和设备状态进行实时统计和分析等核心技术,融合体检系统、资产管理系统[即医院综合运营管理系统(hospital resource planning,HRP)]、手麻系统、试剂管理系统、医院信息系统(hospital information system,HIS)、实验室(检验科)信息系统(laboratory information system,LIS)、放射科信息系统(radiology information system,RIS)、影像归档和通信系统(picture archiving and communication system,PACS)等信息系统的基础数据,再对数据进行清洗及预处理,保护患者隐私并且确保医学数据的安全性和保密性,实现对医疗设备使用资产管理、资产盘点、使用效率分析、质量控制管理、设备报修管理、维保管理、医疗设备调配管理、不良事件上报等方面进行全生命周期的精细化管理,为医院全面评估医疗设备的使用情况提供依据,为采购医疗设备提供准确的评价数据。实现医疗设备科学化、规范化管理。

一、使用资产管理

该系统可录入医疗设备的基本信息,以便于查询补充信息,录入设备信息,主要包含基本信息和补充信息两部分。系统支持以固定资产号、设备名称进行查询,实时查看设备资产信息明细的功能,支持设备的导入和删除。在查询列表里,按编号选择单条信息时,可以查看设备的全生命周期详细信息,设备详细信息主要包括基本信息、补充信息、附件信息、注册证信息、设备效率分析、设备效益分析、设备维修信息、日常检查、预防维护信息、质量控制记录、计量统计以及故障分析。

支持医疗设备档案和信息批量录入存储,以资产卡片形式实时查看。除了可以对设备的基本信息进行录入,还可以关联设备的其他属性,完善资产信息。

二、资产盘点管理

盘点人员利用 PDA 对设备进行盘点,将盘点结果上传至服务器自动统计分析盘点结果。支持扫码盘点的方式,盘点人员扫描设备粘贴的资产二维码确认资产,对设备的外观进行记录,对设备的使用状态(如在用、闲置、待报废、已报废等)进行记录,从而对设备盘点状态(已盘、待盘)进行记录。待盘点设备数为零,即盘点任务完成时可以结束盘点,盘点任务数据自动上传至服务器。系统自动统计设备盘点状况。系统支持在盘点过程中筛选条件查看盘点进展,如选择当前盘点科室可查看已盘、待盘设备。

三、使用效率分析

系统可以记录设备每日的开机时间、关机时间等信息,并计算出总计的各项数据,全面记录设备使用情况。设备使用效率可以实时、自动对数据进行分析。系统通过对设备在任意时间段的工作时长、工作次数等信息进行统计分析,统计每台设备的使用时长及工作效率。

四、质量控制管理

通过数据采集器分别自动采集医疗设备示值、检测仪示值,将质控数据上传至服务器,实现质控设备的动态监管。质控数据的自动采集既减轻了质控人员的工作压力,又避免了人工抄报带来的错误。

五、设备报修管理

设备报修路径分为移动端 App 报修和电脑端报修。

移动端 App 报修流程:设备出现故障时工作人员手机扫描设备二维码,进入故障上报页面,对故障编号、故障代码等进行填写。故障上报后,会根据系统分配的权限角色将故障信息推送给相关的维修人员,方便维修人员在未到达现场前就能对故障设备进行判断。

电脑端报修流程:设备出现故障时工作人员登录后台管理系统,进入故障上报页面,对故障编号、故障代码等进行填写。故障上报成功后后台会有故障弹窗提示,提醒维护人员进行处理。

六、故障维修管理

维修人员到达现场时,扫描设备的二维码确认设备资产后开始进行故障维修。

对之前上报的故障进行关联,记录维修涉及的维修信息、维修内容、配件信息及维修结果。整个维修过程在后台可以查询。

医疗设备维修人员确认故障情况,生成报修记录单,按报修单进行派发维修。可按专业、设备类型或者科室对维修人员进行筛选。维修工程师接受报修单,开始维修,更新报修单状态,对设备进行诊断、维修、校准、送外修,联系维修配件等,待修复完毕后,进行检测验收。填写维修内容及结果,完成维修报告,可导出并打印。

（一）故障设备列表

可查看当前上报的故障设备列表,包括固定资产号、设备名称、设备类型、故障确认时间、是否确认故障、生产企业确认时间、租借状态、故障类型、所属科室、所在科室以及故障信息等。可查看设备故障信息,并进行故障清除、设备维修的操作。

（二）设备维修

在系统添加维修设备信息,记录维修过程数据。维修设备信息包括维修性质、维修公司、维修人员、维修人工号、维修人电话、维修质保日期、维修费用、维修计划、维修结果、验收人以及维修配件等。

（三）故障信息

智能支持一键报修、移动端 App 报修、电脑端报修。移动端 App 可以扫描二维码进行报修。报修后,能按维修人员管理的设备进行推送,点击可查看故障详情。设备也会相应变为故障状态。后台及移动端均可查询,可查看系统当前故障设备列表,对故障进行清除、确认、维修等操作。也可查询设备相关的历史故障,便于统计设备的故障次数、发生频率。还可通过电脑端及移动端查询关联上报故障,完整记录维修涉及的维修信息、维修内容、配件信息及维修结果。移动端可以扫描二维码确认设备及故障后进行维修。支持维修报告的打印。

（四）历史故障查询

可查看故障设备历史记录列表,包括固定资产号、设备名称、设备类型、故障类型、故障开始时间、故障结束时间、故障时长、备注等,可查看设备故障信息以及维修记录信息。

（五）维修故障记录

可查看故障设备维修列表,包括固定资产号、设备名称、维修后状态、维修价格、维修开始/结束时间、故障开始时间、维修性质、维修人员、维修公司以及备注等。

七、预防性维护管理

系统自动记录根据医院制定的预防性维修制度进行的维修活动过程。系统对设备的保养维护周期、单次保养费用、单次保养时长、保养次数、上次保养时间等信息进行记录统计,从而对管理者对设备保养情况以及费用预算提供数据支持。根据设备的损坏规律分析及设备状态监控,为设备预防性维修提供依据,以有效降低设备故障率,减少维修工作量,确保医疗设备处于最佳工作状态,提高设备的应用安全质量。系统对各设备的故障、维修、保养、预防性维修等情况形成档案记录,从而为采购新设备提供可靠、翔实的数据支持。依据设备运行状态报告,编制设备维护计划,为设备定期维修保养提供依据,以延长设备使用寿命。

八、医疗设备调配管理

"医疗设备精细化管理系统"支持医院设备调配中心在移动端进行医疗设备调配、调配记录查询。调配人员可以在调配列表查看各科室可调配医疗设备情况,可以通过扫描资产码或点击列表选择医疗设备的方式对医疗设备进行调配。系统自动记录调配人员姓名及调配时间,调配人员选择需调入的科室、科室接收人员,并对调配时场景照片进行记录,并对需说明的事情进行记录,确认后调配开始。设备归还时,通过扫描设备资产二维码或列表选择设备进入设备归还页面。系统自动记录归还科室、设备原在科室、撤回人员及撤回时间。

所有的调配记录都可以按设备编号、名称、类型、原在科室、调配科室、调配状态等进行筛选。按照时间顺序进行排列,可以很直观地看见哪些设备已调出,哪些设备已经归还,从而实现了对设备调配状态的可查可管。

九、医疗器械不良事件上报

医疗器械不良事件录入管理,包含新增事件、修改事件、删除事件、事件查询、多条件查询以及院内上报、省级直报功能,并提供导入和打印操作。扫描设备资产二维码进入医疗器械不良事件上报页面。通过上报来源、患者资料、事件情况、器械情况,进行上报。责任医师、责任技师、责任护士负责在系统中上报新增医疗器械不良事件,导出附件文件后由科室主任签字确认,每月定期院内上报,突发或者群发事件直接进行省级上报。新增的事件在确认之前可以进行修改。

一般事件,按月上报至院内医疗器械不良事件监测主管部门,例如上海一院的后勤保障处,其他医院的医学工程处、设备科等。死亡事件,于发现或者知悉之日起1个工作日内上报至院内监测部门,到期系统自动上报上级监测部门。导致严重伤害的事件、可能导致严重伤害或死亡的事件,于发现或者知悉之日起5个工作日内上报至院内监测部门,到期自动上报。突发、群发事件,24小时之内填写并报送可疑事件报表至院内监测部门,并直接上报省级药品监督管理部门,省级卫生健康管理部门以及省级药品不良反应检测中心(例如上海市药品和医疗器械不良反应监测中心)报告。院内监测部门对上报的事件进行真实性、完整性和准确性的审核。对一般事件按月上报至市级药品监督管理部门,同时通知采购部门告知设备厂商;对严重事件,会将事件进行归档,并进行年度/上年总结、保存备查。医疗器械不良事件监测主管部门定期向医院医护人员反馈院内医疗器械不良事件检测信息和国际、国内最新医疗器械不良事件检测情况。

十、系统设置

管理系统是为达到组织目标,针对管理对象,由具有特定管理职能和内在联系的各种机构管理、人员管理、缓存管理、模型管理等所构成的完整的组织管理体系。该系统可分为组织机构、系统设置、缓存管理、设备字典、提醒管理、模型管理等模。它们之间,既有区别,又有联系,其中有模块对实现总目标居中心地位,起主导作用。系统设置包括组织机构、系统设置、日志查询、缓存管理、设备字典、提醒管理、模型管理、计费管理、质控设置等模块。组织机构包括机构管理、人员管理、床位管理。

第二章　特色管理功能

通过智能采集器对医疗设备实时使用数据、开机时长、使用时长、关机时长、运行状况等信息进行自动采集、记录，精准分析设备使用效率，实现设备工作状态全程实时监管、质控管理、报修维修管理和日常保养管理等。从而达到方便设备调配、减少设备闲置、提高设备使用率的目的，同时合理控制设备资产规模、优化设备配置、减少因设备利用不足而造成的资源浪费。并与临床实际工作充分融合，将设备使用过程的参数数据、设备报警信息，实时进行分级推送，支持根据患者病因进行预警设置，保障临床医疗安全。

一、实时状态查看

通过数据采集器采集设备的状态，实时显示设备的工作状态（工作、待机、关机等）、设备状态（正常、设备故障等）。

可以查看一段时间内单台设备每天的使用效率，从科室、医院查看呼吸机使用效率排名。通过对科室、医院呼吸机使用效率进行分析，对设备调配、资产购置进行数据支撑。

二、实时数据查看

通过数据采集器获取使用过程中的实时数据、报警信息等，为维修维护、临床使用和科研提供数据支持。

在移动端 App 上选择病床，关联患者使用的生命支持类设备，可以实时查看使用数据及报警。

三、快速反应小组（RRT）报警

建立快速反应小组（rapid response team，RRT）报警系统，当发现患者出现某项身体特征达到预设的异常范围时，将患者实时体征信息通过 App、短信发送给 RRT 小组再次核实确认，以便及时做出相关处理（图 5）。

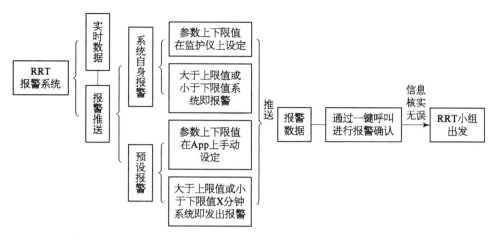

图 5　RRT 报警系统工作原理

四、质控设备动态监管

通过数据采集器对医疗设备质控数据自动上传,实现质控设备的动态监管。例如,在呼吸机上设定某项参数的值后,系统可自动获取呼吸机示值、测试仪示值(实际测量值)。

五、实时报警管理

实时报警管理可以实时查看呼吸机等生命支持类设备的报警信息,当设备出现报警时,后台可以根据事先设置的报警推送,将报警信息推送到相关人员,保证快速响应处理。系统支持按照床单元对生命支持类设备进行管理,在移动客户端上选择病床,关联患者使用的生命支持类设备,可以实时查看使用数据及报警。对需要重点关注的患者,系统支持 RRT 危急值报警。针对病情需特别关注患者,临床医生通过设置患者的呼吸机、监护仪等生命支持类设备报警阈值,达到病情定制化对待、报警更符合病情的效果。报警发生时,对报警进行双通道(短信、App)信息推送,实现了实时报警数据可查看、RRT 小组信息查阅状态可知晓、患者所在病区负责人可确认、RRT 小组响应指令可下达的效果,极大提高了响应速度。

医疗设备管理具有专业度高、合规性要求高、种类与用途多样、适用标准法规分散、设备管理时间空间跨度大等特点,这造成目前在医疗设备全生命周期管理中,面临从业人力资源短缺、技能单一、医疗设备使用监管与溯源难度大及管理主要依靠人工的巨大挑战。

实时报警管理通过智能数据采集器采集的数据,实现对设备使用状态、使用效率和效益等数据的智能统计,并实时动态呈现相关指标。并与 HIS 系统融合,打破"信息孤岛",完成医疗设备全生命周期管理智能数据平台的搭建。

现代医院医疗设备
全生命周期管理实践

Modern Hospital
Lifecycle Management of Medical Equipment

第五篇

物联网与大数据驱动的医疗设备全生命周期管理

传统职能管理模式下，医疗设备在采购、安装、使用、维保、报废等环节的相关信息未能有效实现共享，造成医疗设备运行和管理的经验难以有效积累，造成了医疗设备管理成本的增加。为了从根本上解决问题，提高医疗设备全生命周期管理效能，上海一院在数据互联互通基础上，基于物联网与大数据技术，在医疗设备数据自动采集分析基础上，探索以大数据驱动设备全生命周期管理的全新管理模式。

第一章 医疗设备管理的问题与目标

　　医疗设备在采购、安装、使用、维保、报废等环节的相关信息未能有效实现共享。医院在医疗设备的计划、论证、采购、使用中也存在一系列问题，部分设备购置可行性研究随意，缺乏有效的可行性分析，一些大型医疗设备的实际利用率和成本回收期等指标都远远低于预期值。医疗设备资产管理也面临着繁重的资产盘点工作，费时、费力；设备种类和数量繁多，出入库的手工登记费时费力；实际资产与账面不符，设备档案管理混乱等问题。许多医院对设备的管理仍采用手工管理方式或部分信息化手段，不仅给设备日常管理带来困难，同时基础数据缺失，造成管理者在做决策时缺少依据，容易产生管理上的漏洞。医院的安全运行关系患者的医疗质量和生命安全，而医疗设备保障是医院安全运行的重要生命线。目前医疗设备种类繁多，专业性强，且设备日益复杂，对运行维护的要求高，整体管理难度较大。同时数据统计依赖人工，且记录维度单一；设备维护较为被动，多是出了问题才去关注；现场运维人员的专业水平也参差不齐。

一、当前医疗设备管理问题所在

（一）管理定位不清晰

　　较多医疗设备管理仅仅把目标定位在基本的保障功能，仍存在设备运行的台账记录不全、基础数据采集困难、日常维保不到位、精细化管理不够等问题。导致日常管理"家底不清、制度不实、职责不明、保障不力"，而一旦发生医疗器械不良事件，则无法调集足够的力量、及时采取应对措施，无法达到最有效的解决效果。

（二）系统性不强，智能化不够

　　较多医院对医疗设备的维保缺乏系统性、前瞻性的计划，等到十万火急的情形出现才临时仓促维修，既花费了大额资金，又影响医疗设备整体效率的发挥。面对技术革新快速发展的年代，较多医院对在后勤管理与服务中应用和推广新技术往往过于保守和谨慎。

（三）人员专业素质有待提高

　　医疗设备管理的服务岗位涉及专业面广，对从业人员的专业技能要求很高，同时新技术、新产品层出不穷,更要求从业人员必须有高度的敏感性,关注技术发展,加强自身学习。

（四）缺乏科学的绩效考核

目前由于医疗设备的绩效管理涉及医院的临床科室、医技科室、设备管理部门、财务部门等多部门,数据信息的收集、传递、整理、统计、分析有相当的难度,各部门的统计口径也不一致。HIS系统、HRP系统等软件工具没有一个完整的流程进行相关的处理,无法建立相应的设备管理体系和相关的绩效评价体系,无法给医院的管理提供决策支持。

二、医院医疗设备管理的目标

对医疗设备管理的各个环节进行合理规划,建立一套完善的医疗设备全生命周期管理模式,确保对医疗设备的管理严格按照相关标准,具有明确可行的架构、清晰准确的流程、细致规范的手续,兼顾柔性化与动态调整,注重各个环节之间的衔接。

（一）医疗设备全生命周期的内涵

依据医疗设备全生命周期管理理念,研究以医疗设备为主体的医院资产管理业务模型和数据模型,以设备资产账务管理为基础,从年度计划、设备调研和论证、购置申请、招标准备与实施、合同管理、验收入库等环节对采购过程进行管理和控制,结合设备的维修、保养、计量、配件、调拨、报废等管理流程,建立一个全新的贯穿医疗设备整个生命周期的管理体系,实现专业的医疗设备管理信息系统。医疗设备管理平台以医疗设备为中心,将打破目前院内各系统分开管理、信息孤立的现状,采用开放性平台实现多专业医疗设备的统一管理。

（二）设备全生命周期的智慧化运行维护管理

把医疗设备使用环节中的维保工作从被动地等待故障报修,变为主动地预测设备发生故障的概率和可能的时间,做好处理预案,确保设备运行的高效率和最佳状态。基于信息化管理平台进行线上报修、运行、维护管理,实现运行保养可及时提醒、故障可追溯记录、知识库可传承等功能,从多维度保障设备管理的及时性,将现有的被动维修变为主动的设备维护,实现医疗设备全生命周期的运行维护管理。

（三）为医院构建急救生命设备全生命周期管理平台

为医院构建急救生命设备全生命周期管理平台,对医院的医疗设备进行精细化管理，使医疗设备管理高效化、便捷化和精细化。通过翔实、准确的数据分析，提高医疗设备使用效率和使用效益，建立科学的采购评价体系，合理配置资源，降低设备使用成本。利用信息化平台对设备进行高效、安全合理的利用，为医疗安全提供保障；为临床及医院决策提供客观数据支持。

（四）建立设备质量评价指标体系，科学化绩效考核

医疗设备管理不再局限于简单的资产账务管理和日常的采购和维修的现状，将设备的绩效作为设备管理的重要指标和采购依据，建立多维度设备指标评价体系。通过分析整理医疗设备领域相关的专业知识、事实数据、标准规范及专家经验知识，构建了面向医疗设备全生命周期智慧管理的领域知识库和质量评价指标。基于平台大数据，通过数据分析和知识库应用，充分挖掘数据信息，综合安全、运行、能效、成本等不同维度，自主形成客观精准的评价指标，从而优化考核机制，使绩效考核更具针对性，设备管理更加主动客观，为管理者提供业务监督与决策支持，推进医院后勤管理科学可持续发展。

第二章　物联网与大数据驱动的管理

一、创新成果内涵

上海一院医疗设备全生命周期管理的任务以医院的医疗活动正常开展为目标,通过一系列的技术、经济、管理措施,对设备的规划、调研、选型、购置、安装、使用、维护、维修、计量、更新直至报废的全过程进行管理,以获得设备全生命周期费用最经济、综合绩效最高、社会效益最好的理想目标。

通过优化医疗设备管理现有业务流程,使其全部融入上海一院后勤智能化管理平台,构建采购、技术协议、维修知识库体系,基于平台以设备为中心,以"空间、时间、人员、设备、事件、费用"六大要素为基础,采用可视化手段实现业务流程再造,实现医疗设备高效管理。

为医疗机构建设急救生命设备全生命周期管理平台,为医院拓展各类医疗设备管理,以解决设备管理难的问题为核心,依托互联网技术手段,实现医疗机构从管理的被动式向主动式的转变,为"互联网+"的智慧型医院建设从设备管理角度提供数据及技术支撑。通过物联网+医疗设备智能运维与监管系统旨在通过设备数据自动化采集技术,以反映设备真实的运行状态。在设备管理上实现基于设备状态、数据、位置、绩效的一体化实时管理。

医院后勤智能化管理平台基于医疗设备的安全、成本、效率3个核心维度,定义和描述医疗设备在全生命周期过程中的各种变化,并可通过与采购供应链、库存系统、财务系统的集成应用,打通各部门业务应用协同,实现财务业务一体化的应用效果。最后通过大数据分析及数据挖掘等,构建医疗设备管理质量评价指标体系,通过系统指标数据的采集与分析,进行全面的绩效考核及辅助各层面的决策管理。

当前,医院对医疗设备的管理已经进入医疗设备全生命周期管理模式,所谓医疗设备的全生命周期管理,就是以单件医疗设备为基础,以医疗设备需求提出医疗设备采购为起始点,包括购置、使用、维修和报废的全过程分析。既包括购置费、维修材料费、维修人员费用等费用成本分析,也包括使用效益分析,其最终目的是让医疗设备在其生命周期内所需维护成本最少,而综合效益最高的目标。医疗设备的管理囊括了招标采购、维修、质控、维保等多环节。此外,在现有信息系统整合的基础上添加必要功能,使信息系统能自动对相关设备的原始数据进行分析核算并呈现最终核算结果,使医院随时能查看设备的效益核算和使用情况,实现对设备的实时监督,及时调整设备的配置和使用,实现设备的效益最大化。

二、远程设备预警监测平台

2014 年以来,上海一院开始建设医院"智慧后勤",利用现代网络通信技术、物联网技术与智能控制技术,突破传统被动式的医疗设备运行保障模式,初步实现了医疗设备远程实时监测与远程故障预警功能。当前,医院通过 6 400 多个传感器实时采集医院重要医院设施、医疗设备的运行数据,对空调通风、变配电、电梯、医用气体、污水处理、给排水等系统的运行状态进行全天候无人值守,并对可能出现的各种故障实现分级告警。

2017 年,上海一院初步开发了基于建筑信息模型(building information model,BIM)技术的运维平台,完成了院区内主要建筑结构和电气、动力、暖通、给排水、技防、消防等专业设施的建模,实现了资产设备管理、建筑空间管理、三维应急演练,接入技防系统、日常维修报修巡检系统和医疗设备远程实时监测系统。在物联网技术的支撑下,医院可以通过内部设施设备的运行数据、外部环境数据的自动采集,比对历史突发应急事件的发生概率,形成相对完整的医院风险预警预判机制。

上海一院智慧后勤是基于医院后勤人力、财力、物资、事件管理需求,建立的设备运行监测、故障告警、质量监控、数据分析等功能的信息化系统。通过信息化手段,对医院建筑、医疗设备及后勤工作中的人员、物资的调度,业务流程的执行等全面实现信息化闭环管理。基于平台以医疗设备为中心,以空间、时间、人员、设备、事件、费用六要素为基础,采用可视化手段实现业务流程再造,实现医疗设备高效管理。医疗设备管理业务流程以工单形式进行,故障报修、维护保养、巡检均触发工单生成,然后系统进行派单,在派单过程中,派单人员可以引用标准工作或者标准工单,也可以直接进行派单,检修人员进入系统后,可以看到所有派单给自己的数据,并能查看到期望解决时间、设备位置、设备、缺陷故障现象等一系列基本信息。检修人员确认接单完成任务后,进行工单反馈,需要填报实际使用的各种资源,例如人力工时、物资等,可以上传图片。当所有信息填写完成后,数据自动流转到报修人验收及评价。同时,平台具备工单统计分析功能,以设备为主线,从多个维度对设备进行分析,包括故障占比、故障趋势、异常趋势等。同时对工单从工时、成本等多维度进行统计,了解医疗设备维护情况,同时可对相关人员进行绩效考核。

三、闭环医疗设备全生命周期管理平台

该医疗设备全生命周期管理系统是一个闭环的管理模式。其中,该管理模式以医疗设备为管理中心,其核心业务包括如下方面:首先是包括设备的采购、安装、验收、建档入账等环节在内的前期管理;其次是对设备的综合检测,即定期检测设备的运行状况,及时评价设备状况,针对有缺陷的设备进行后期检修;此外,核心业务还包括对设备的保养和维修。

医疗设备全生命周期管理平台包括设备运行监控、设备使用统计、设备状态维护、设备信息管理等模块。通过以上模块实现的闭环管理,借助数据分析技术对设备运行数据进行清洗、筛选、汇总形成分析决策信息,为医院的设备管理提供决策依据。通过为医疗机构建设急救生命设备全生命周期管理平台,为医院拓展各类医疗设备管理,以解决设备管理难的问题为核心,依托互联网技术手段,实现医疗机构从管理的被动式向主动式的转变,为"互联网+"的智慧型医院建设从设备管理角度提供数据及技术支撑。通过物联网+医疗设备智能运维与监管系统旨在通过设备数据自动化采集技术,以反映设备真实的运行状态。在设备管理上实现基于设备状态、数据、位置、绩效的一体化实时管理。

（一）梳理和优化管理流程,构建相应的制度和标准体系

对医疗设备生命周期进行全面管理,对提高设备的使用水平、实现设备的效益最大化并节约成本具有重要意义。流程、制度、标准是设备管理的基础,也是信息系统和组织结构运行的基石,由于医疗设备全生命周期管理涉及的环节众多、流程复杂,必须提前进行合理与系统的规划,建立一套标准且完善的管理模式。

除了设备管理部门的日常业务流程外,医疗设备全生命周期的管理、预防性维修和设备绩效考核业务模型也同样重要。医疗设备的管理在业务上虽然归口于设备管理部门,但与设备使用部门、财务部门、医院经营管理部门、信息中心等处室有密切的联系,与医院的其他信息系统,如 HIS、办公自动化（office automation，OA）、LIS、PACS 等系统以及财务管理系统等也有千丝万缕的联系,业务流程繁杂。通

过对医疗设备采购、安装、运维、报废等各业务流程全面进行梳理或优化,并使其全部融入管理信息平台,标准化医疗设备全生命周期管理业务流程。

通过优化设备的工作流程,协助医院管理部门有效地提高设备的运行效率,提高临床检查通量,更加合理地提高设备的利用率。同时还可以将设备的实际运行表现与地区的平均水平进行对比,为设备运行设定明确的方向,实现效益的最大化。

（二）完善采购流程,合理配置设备资源

采购是医疗设备全生命周期管理的关键环节之一。通过单个医疗设备或科室整体医疗设备效益进行分析,统计医疗设备的效益及闲置率,能为医疗设备购置计划提供一定的数据参考,且进一步实现职能部门对急救医疗设备的精细化管理,提高医疗设备的经济效益和社会效益。同时也加强了与设备管理部门的沟通和协调,为医疗设备的科学管理奠定了基础。

（三）健全管理机制,各个科室协调配合

提高医疗设备的使用寿命,减少医疗设备故障的发生率,日常维修保养十分重要,有赖于各个临床科室的正确使用和简单开机前维护,医疗设备管理部门应协助相关科室制定相适应的维修保养制度,做好维修保养记录。维修人员也要定期检测检查各种医疗设备,清洁、更换和校准相关的容易出问题的设备配件,对一些特殊医疗设备,应对科室人员进行专项培训,提高其保养维护水平,有效减少医疗设备故障发生率,提高经济效益。

四、急救与生命支持类设备故障预测模型

应用预管理理念与故障预测和健康管理（prognosis and health management, PHM）技术,对急救与生命支持类设备实施预防性维修和剩余寿命预测,确保应急设备始终处于完好、可用状态。

急救与生命支持类设备是指直接抢救或为患者提供生命支持的设备,是医院应急物资的一个重要组成部分。与其他常规医学装备相比,在实际应用中具有用时急、闲时多、分布广、风险大等特点,直接关系到患者的生命安全。对此类医疗设备的预防性维修管理显得尤为重要,医院必须确保生命支持类设备完好率时刻达到100%。医疗设备的传统维修方式,经历了事后维修、定期维修、视情维修3个阶段。医院在视情维修的基础上应用PHM,建立一种全新的生命支持类设备的管理

和维修模式。通过设备运行状态监测,建立关键元件破坏性实验平台,提取设备故障特征信号并建立故障诊断模型,最终实现设备剩余有效寿命的预测与维修策略定制、性能评价指标设计等目标。医院的设备维护人员可对设备元件的振动频率进行探测,不同的振动频率可预测设备的剩余寿命、表达不同的故障类型,从而帮助设备维护人员提前干预。目前医院已在呼吸机、血透机、除颤仪、监护仪的机械轴承、锂离子电池等关键元件上取得研究成果,正逐步投入实践应用。生命支持类设备的故障预测和健康管理,重点关注设备中容易损坏的关键元件,需要监测其是否发生故障,并预测其剩余使用寿命。故障预测与健康管理需要考虑的因素包括如何更好地选择监测方案、测试工具、预测故障演变过程的算法、性能指标的设计方法、验证所建模型的有效性。PHM 系统应该包含两方面的内容:故障预测和健康管理。故障预测是指根据系统现在或历史的性能状态预测性地诊断系统未来的工作状态。健康管理是根据诊断和预测信息、设备使用要求、可用维修资源对维修工作做出合理的决策。因此,PHM 技术不仅可以对系统发生的故障进行定位诊断,更重要的是可以预报故障何时可能发生,从而可以实现对系统的视情维修,并形成系统保养计划决策,对设备的质量作出评估。不同的 PHM 系统功能不尽相同,但一般应具备如下基本功能:① 故障检测能力;② 故障隔离能力;③ 故障诊断能力;④ 针对选定部件进行故障预测的能力;⑤ 健康管理;⑥ 设备寿命追踪。

通过 PHM 技术,应该达到如下目标:① 提供系统失效告警;② 具有视情维护能力;③ 指导设备评估和系统分析;④ 提高系统可用性;⑤ 降低设备全寿命维护成本;⑥ 减少间歇性故障。

（一）设备运行状态监测与关键元件实验平台设计

定制各种生命支持类设备关键元件的故障预测与健康管理状态监测方案与实验平台,通过实验平台的破坏性实验,以传感器监测关键元件的状态,根据状态信息进行故障诊断和失效预测。可能的故障类型和失效机理分析。据此确定故障模式、概率、故障现象、测试传感器的类型。为了生命支持类设备进行故障预测和健康管理,首先需要对关键、易损部件进行分析,提取影响设备运行、故障率高发的元件。实验和数据采集。设计所需要的仪器、数据采集单元、测试程序,以获得故障数据,最终用于实验和验证诊断、预测算法。为采集故障诊断和预测所需要的实验数据,需定制设计并搭建一套关键元件的实验平台,用于测量元件故障时的振动信号,分析何时发生故障、预测剩余使用寿命等。实验台主要由驱动装置、电气控制系统、最小均方(least mean square，LMS)算法数据采集分析系统与工控机组成。数据采集系统包括振动传感器、数据采集卡、A/D转换器以及工控机，振动信号由数据记录仪采集。传感器所测得数据，由数据记录仪采集并传输到工控机。

（二）故障特征信号提取与故障诊断模型的建立

特征提取和融合。特征或状态征兆的选择和提取，是精确、可靠进行预测和健康管理的基础。对提取出来的多个特征进行融合，能更精确地进行故障诊断和预测。故障预测和健康管理需要从传感器数据中提取能反映故障类别的特征信号。由快速傅里叶变换分析，发现频域信号急剧变化的区域范围，进而在此区域范围进行特征提取；通过频域分析，在振动信号的频谱中区分出故障信号，这些信号被数字化成频率区域，提取出来的特征如能量(频域面积)、幅值等。故障诊断。根据提取出来的特征，建立诊断模型，作为故障诊断算法的输入，对即将失效的状态作出判断。开发针对不同生命支持类设备的故障诊断模型。除了依靠测试数据，还需要可靠、高保真的故障演化模型，该模型需充分考虑系统的当前状态，能预测故障的演化过程。通过选择合适的建模框架，测试和评估新的故障发生、发展的可能模式，帮助故障诊断算法的开发。在实时操作中，需不断用新的数据来修正模型参数，调整预估状态和检测状态的误差。通过优化，以建立进一步预测所需的最佳模型。

（三）剩余有效寿命的预测与维修策略定制失效预测

在故障诊断的基础上，采用预测算法，准确估计损坏元件的剩余使用寿命。在故障诊断模型的基础上，开发基于粒子滤波的故障预测架构，预测设备剩余有效使用寿命，进而确定早期、中期、晚期维修时间，提供维修保养的决策依据。开发基于粒子滤波的故障预测架构，包括测试数据的传感器、对数据进行的特征提取、实现参数识别的状态跟踪环、根据故障阈值进行调节的预测环以及最终的长期预测模块。状态跟踪环通过建立系统模型，用粒子滤波实现参数识别的目的。预测环对状态跟踪环进行模式识别，再用故障阈值进行判断，对建立的系统模型进行不断调整，实现预测目标。一旦概率密度函数的剩余有效寿命能计算出来，综合危险区域中预测轨迹的权重，就容易获得故障预测的置信区间，即剩余有效寿命，从而提供了一个预测剩余有效寿命问题的解决方案。维修管理需要根据故障诊断和失效预测的结论，制定合理的维修策略。维修管理包括了巡检、点检、预防性维修、定期保养、定期更换配件等工作内容，同时涉及维修保养合同的服务频数与服务内容、投保金额等决策。

（四）仿真测试与性能评价指标设计

通过在关键元件的实验平台中人为植入故障，进行加速仿真实验。通过检测设备的相关数据，可以了解其健康情况，进而判断当前故障或失效状态。利用实验结果与仿真测试结果进行比照，仿真测试结果包含了故障大小随时间长短演化所需的若干关键信息，体现为统计数据的计算（期望值为95%的置信区间）、设备的失效时间，或者设备的剩余使用寿命（remaining useful life，RUL）等。各级预测架构中，将包含必要的性能评价指标。

（五）制定预防性维修策略及工作计划，实现设备预防性维修管理

平台集成医疗设备及各业务信息数据，通过平台可以获得医院的基本信息，如：医院建筑、医院后勤设施设备、基建大修、日常维保等方面。通过对这些数据进行梳理和分析，可以依据实际的使用需求和历史数据来制定医院后勤设施设备的预防性维护策略。策略须包含详细的巡检项目，通过周期性的系统的巡检来发现并纠正潜在的问题，以防止故障的实际发生。策略还需包含周期性的保养，通过清洁、润滑、更换机油和易耗配件等保养维护工作，使设备保持良好的工作状态，以降低故障的发生率。同时平台知识库明确定义设备维护的要求和标准，实时结合平台积累的设备动静态数据信息，不断优化制定或更新维护策略，使设备管理工作更加全面、高效和可持续。

（六）创新之处：建立一套预测与健康管理的实施方法

通过传感器监测关键元件的状态，根据状态信息进行故障诊断和失效预测，提供维修决策依据，从而能减少大量的计划维修和计划外维修，增加设备的可用度。建立符号回归模型，根据状态概率密度函数，确定系统的运行状态，进而诊断实时故障的发生。相比其他方法，该方法判断故障精度高，受环境影响小。在故障诊断的基础上，通过粒子滤波算法，预测剩余有效使用寿命，进而确定早期、中期、晚期维修时间。该预测方法的实施，能避免由于设备失效导致的重大事故。

五、构建设备质量评价指标体系与专家知识库

医院面向医疗设备管理，收集国内外设备管理领域内标准、规范、技术资料等文献资料，并结合事实经验和专家知识进行发掘和归纳整理，构建设备全生命周期管理知识库。

基于上述知识库,确定"成本、效率、安全"3个维度的医疗设备质量评价指标。同时围绕指标内容设计指标规则集,包含指标定义、计算方式、采集方式与周期、监测阈值或阀值、影响因素等,并将通过权重设定形成设备质量评价指标体系。通过平台指标数据采集与分析,在医院后勤行业中率先完成基于大数据的医疗设备管理指标体系,提取400多个国内行业中涉及后勤与设备的规范标准,通过1 200多种智能算法,遴选设计了152个医院后勤运行相关指标,对设备管理的执行、监管、决策3个层面进行综合评价。评价的结果可以推广至上海市卫生健康系统乃至全国医院后勤管理领域,实现同行业的横向评价。医院还率先编制、发布后勤运行质量年报、资产月报。

通过对设备运行数据的统计和分析,将医疗设备维修人员从繁忙的人力劳动、被动维修、低效的设备监管等工作状态中解放出来,自动化生成准确性、时效性更高的设备运行报表,实现对设备的精准管理,流程更加标准、高效,使用科室、设备管理部门以及医院管理层都能详细、及时了解设备的使用保养情况,促进部门间的相互配合,带来设备管理工作模式的转变。

六、数据支持与绩效考核

基于平台大数据,通过数据分析和知识库应用,充分挖掘数据信息,综合安全、成本、效率等不同维度,自主形成客观精准的评价指标,从而优化考核机制,使绩效考核更具针对性,医疗设备管理更加主动客观,为管理者提供业务监督与决策支持,推进医院后勤管理科学可持续发展。如基于指标评价,对人员实现多维度的绩效考核,提高员工积极性及工作效率。其中以人员为主线,如将不同班组根据完成率、及时率、工时、评分进行综合排名分析;或以医疗设备为主线,如对医疗设备消耗的各种人力资源、成本进行分析。

通过医疗设备全生命周期管理系统的应用,不但可以对医疗设备进行精细化、规范化、科学化的管理,还能保存规模巨大、类型多样的设备数据。系统可根据实际工作需要设计各种实用的数据统计分析报表,有利于管理人员深入分析系统中数据的关联性,挖掘数据潜在价值,优化医疗设备运行策略,实现医疗设备合理配置,并为保障设备运行安全、延长医疗设备使用寿命和降低设备运行成本提供科学决策依据。

医疗设备的管理包括申购采购、计量入库、科室领用、计提折旧、盘点清查、报废处置、效益评价等部分。其中购置的必要性分析、损耗报废评估、效益评价都与医院的资金管理挂钩。但在实际工作开展中,往往出现资金投入与设备管理的脱节,设备管理部门缺乏必要的购置分析和设备效益评价,导致盲目采购、账外资产、设备闲置。显而易见,医疗设备管理信息化在很大程度上制约着医疗设备管理的工作效率。必须对医疗设备实行信息化管理与维护的方式,以提升医疗设备的管理水平。

第五篇　物联网与大数据驱动的医疗设备全生命周期管理

第三章 实 施 效 果

一、建立纳入医疗设备管理的后勤运行管理平台

成熟应用大数据分析与物联网技术,打通医疗后勤运行的所有"孤岛"系统数据,建成互通互联的后勤运行管理平台。通过各类物联网传感器实时自动采集设备、动力、服务的运行状态,功能覆盖医院大后勤全部领域,业务流程无缝衔接,汇集后勤运行实时数据,数据化监控后勤各板块运营状态。建立了创新的适用于大数据时代的"以对标解析来设计管控规则,以数据模型来驱动管理行为"的后勤运行模式。

二、变被动维修为主动维护

目前大多数医院均是出现医疗设备运行故障才会去关注问题,没有提前预防的意识。医疗设备管理平台依托于所得的设备监控数据,能实现第一时间挖掘设备运行问题,并形成工单。也可根据平台积累的设备静态或动态信息,辅助制定与更新维护保养计划。通过大数据分析,做到对设备状态的实时状态监测,同时基于管理策略进行预防性维护操作,极大降低设备故障率。

三、实现设备协同智慧化运维

目前医院经常出现设备的管理部门、使用部门和财务部门的协调不到位,特别是设备使用部门衔接不流畅,缺乏严格的规章制度和流程来约束现场管理,同时也缺乏有效的考核机制;部分重要设备超负荷运转时有发生,缺少全员参与、监督的意识。医疗设备管理平台的建设,支持手机移动端操作,极大提高医疗设备管理的便捷性,通过多元化功能设计,不同角色人员均可参与医疗设备管理。尤其当发生设备告警时,管理人员可第一时间掌握告警状态、告警严重等级、告警时间,预知情况严重性,而不是发生事故后被通知。

同时平台对设备从安装、运行、维护、保养到报废的全生命周期的信息进行跟踪,帮助医院记录设备的基本信息情况、运行过程中的基本信息总览以及所要遵循的缺陷故障检修标准、保养标准、巡检标准等,同时,将设备在运行过程中发生的所

有运维信息进行集中管理,集中分析,为设备运行提供可靠的数据支撑,辅助决策同时指导设备运维优化的方向。

四、提升设备可靠性,节约成本

通过医疗设备运行的能效分析和智能管理,保证设备安全运营在高效率区间,同时基于全生命周期管理,科学化地进行预防性维护管理和备品备件等设备管理,提升设备可靠性,设备故障率明显下降,减少能源浪费与节约设备维护及人力成本。

同时急救生命设备全生命周期管理平台,为医院的管理人员提供了良好的管理环境。整合现有资源,集中管理,极大地简化了设备各个环节的管理流程,降低了工作人员的劳动强度,同时可准确及时掌握医院每台设备的运行状态,更合理地投放医疗设备,降低管理成本,使医疗资源的配置体系逐步完善,逐步提升医疗设备管理的水平,提高医疗机构诊疗效率,有效提升就医体验,具有一定的经济效益。

五、优化资源配置,辅助决策

政策层面:将申康所属医院的优质医疗资源有效释放,发展"互联网+"医疗服务,有效提高"互联网+"设备利用率,推进"互联网+"绩效管理,全面推进互联网+医疗健康的管理体系。

机构层面:实现上级管理机构实时动态了解下属医院内医疗设备的实际使用情况,为医疗设备财政投入建立决策依据。为设备管理创造更多的可能,加速医疗机构的全面发展,提升医疗机构的服务质量和效率,促进医疗行业生态的健康发展。

医院层面:实现医疗资源的整合与释放,提高资源利用率,避免盲目的计划审批造成一些科室设备不足,而某些科室设备闲置的情况出现,同时可对设备管理部门进行有效的监督,提高了工作人员的积极性和主动性,全面提升医院管理的信息化水平。

医院将信息技术、大数据分析技术、物联网技术与医院后勤管理、应急管理、设备管理等领域结合起来,大量运用运筹学与管理学的理论与方法,为医疗设备管理体系建设提供了全新的视角。"大数据"与"设备管理"的交叉研究与实践应用,在理论研究领域填补了空白;同时在体系建设中,将 PHM 技术、决策树理论、数据驱动理论、物联网技术引入医疗设备管理，是方法学上的创新。经中国科学院上海科技查新咨询中心认为"该项目具有新颖性，综合技术达到了国内领先水平"。

医院在大数据与物联网技术的应用方面实现突破，创新建立了具有示范作用的、适用于新型的医疗设备管理模式。医院从外包服务资源的调度、设施设备运行的实时监测、医疗设备的预管理、后勤运行数据的应用等全新的角度切入应急管理体系中，对上海市级医院完善设备管理体系具有示范性标杆作用。

现代医院医疗设备
全生命周期管理实践

Modern Hospital
Lifecycle Management of Medical Equipment

第六篇 | 医疗设备
智慧管理案例

随着科学技术的进步，医疗设备的发展也经历了几个阶段，从类似于"冷兵器时代"到电气时代、高分子材料时代，再到现在的信息化时代，医疗设备种类繁杂，分类方法也有多种。医疗设备的科学分类，不仅直接影响管理者对设备使用的客观评价，同时也影响管理部门的政策制定和医疗技术的发展。医疗设备分类是设备分析评价的基础，是进行科学管理的前提[98]。

本篇分析大型医疗设备、生命支持类设备、手术室设备、内窥镜设备以及超声设备的智慧管理经验。

第一章　大型医疗设备

一、医疗设备分类

在长期的医疗设备管理实际工作中,为了提高设备的使用效率、减少设备的闲置损耗,不少医院成立了设备调配中心,采取院内租借的方式,由此设备分类出现了一个新的方法,即将设备分为专科型和通用型两类。

专科型设备指专科性很强,无法相互借用的设备。如大型医疗设备、内窥镜设备等,这类设备往往由专科管理和使用,或者由手术室代管,供某一专科使用,专科型设备的折旧和维护费用都由专科支付。通用型设备指不具有专科性质,能相互借用的设备。这类设备有两种计算办法:① 医院设备调配中心配置一定数量的生命支持类设备,如普通监护仪、输液泵、无创呼吸机等,用于供应日常需求波动比较大的科室,这类设备往往采用单件工时数法进行折旧,并据此计算租金。② 属于手术室的共用设备,如腹腔镜等,根据这类设备本身的收费标准,采用支付使用费的办法进行折旧。

二、大型医疗设备管理现状

大型医疗设备,是指使用技术复杂、资金投入量大、运行成本高、对医疗费用影响大且纳入目录管理的大型医疗设备。现代医院使用的市值较高、体积较大的医疗设备,有 X 射线计算机体层摄影(CT)、核磁共振(NMR)、数字 X 射线摄影(DR)、计算机 X 射线摄影(CR)、工频 X 光机、推车式 B 型超声波诊断仪、体外冲击波碎石机、高压氧舱、直线加速器等。

为加强大型医疗设备宏观配置和管理,1995 年 7 月,国家卫生部发布《大型医用设备配置与应用管理暂行办法》(卫生部令〔1995〕第 43 号)明确大型医用设备概念,其品种目录由国家卫生部动态调整,对推动大型医用设备配置起到了规范作用。《卫生健康委药监局关于印发大型医用设备配置与使用管理办法(试行)的通知》(国卫规划发〔2018〕12 号)文件,将大型医用设备配置审批由非行政许可审批事项调整为行政许可事项,同时明确各级卫生健康管理部门对甲类和乙类大型设备配置和使用的监管职责。国务院卫生健康管理部门负责开展甲类设备配置和应用前后评估,探索建立甲类大型医用设备"事前、事中和事后"评估监管体系,加快形成适宜我国现阶段的大型医用设备全生命期管理体系。为贯彻落实《国务院关于修改〈医疗器械监督管理条例〉的决定》(国务院令第680号)文件精神,促进大型医用设备科学配置与合理使用,国家卫生健康委研究提出1个条例加5个配套制度办法,对今后一段时期构建符合我国国情和适应医药卫生体制改革要求的大型医用设备管理做出制度规定,聚焦重点,细化措施,着力解决好"管什么""怎么管""配多少""配在哪"等问题。《国家卫生健康委办公厅关于做好2019年甲类大型医用设备配置许可申报工作的通知》(国卫办财务函〔2019〕514号)中,以信息公开的形式公示了《甲类大型医用设备配置许可评审标准》的标准,指出要对拟申请配置甲类大型医用设备的公立医疗机构从功能定位、临床服务需求、技术条件、配套设施、专业技术人员资质和能力与质量保障6个方面进行评审。对乙类大型医用设备,目前国内部分省级卫生健康管理部门针对不同的设备种类已制定了相应的配置准入标准,虽然各省级卫生健康管理部门的配置评审条目和具体要求不尽相同,但大都涉及诊疗科目、技术条件、专业技术人员资质和能力以及配套设施等内容。我国大型医用设备配置与使用管理体系正不断完善,管理制度从整体框架性管理逐步趋向设备的精细化管理,政府的宏观调控作用愈发凸显,管理的措施也更加趋于系统化和科学化。

在医用设备使用方面,近年来国内已陆续开展了CT和MRI等常用大型医疗设备的研究,多数研究发现,大型医疗设备在利用上还存在一定问题,相关医用设备利用效率有待进一步提高,且不同地区和不同等级医院间差别较大,有研究指出设备过度利用与利用不足现象并存,尤其是基层医疗机构,设备利用率还有很大潜力[99]。

三、大型医疗设备使用效率分析

在大型医疗设备管理过程中,应转变传统管理思想,强化"轻配置、重管理"的管理理念,借助信息化手段,提升设备智慧管理水平,建设以数据为支撑的医疗设备评价管理体系,实现医疗设备使用数据动态在线采集、智能分析和定制化呈现;重视医疗设备使用分析,并将分析结果及时反馈至使用科室;建立设备使用管理长效机制,提高设备使用效率,最大限度地实现设备的使用效率。

(一)设备使用状态

分析展示监管中的大型医疗设备的使用状态。设备管理者可以通过显示终端或手机 App 查看设备工作状态。工作状态的种类可以细分为关机、待机、使用中、故障 4 种情形。

通过对设备状态具体时间的记录,可以自动生成每一台设备的使用及操作记录且自动上传至设备科的管理终端,临床科室不再需要派专人进行纸质记录。

（二）使用效率分析

借助物联网及信息化手段,获取大型医疗设备开关机时间、检查项目、开始检查时间、结束检查时间等,并结合医院现有的信息系统 HIS 系统、PACS 系统、预约系统等进行数据关联,进行设备效率分析。

系统记录设备每日的开机时间、关机时间、工作时长、工作次数等信息,并计算出总计的各项数据,全面记录设备使用情况。针对不同设备类型,进行特殊指标分析,如 CT、MRI 还可记录并分析该类设备的检查部位数、单个部位的检查时长、患者检查时间间隔等。

（三）功能利用率

系统对检查项目配置、检查人次、检查时长进行综合分析,计算设备功能利用率。还可对高级功能的使用情况进行统计,包括高级功能使用量、具有高级功能的设备量,分类统计功能使用率。

（四）大型医疗设备检查阳性率

获取大型医疗设备检查阳性率并进行分析。

四、大型医疗设备效益分析

借助物联网及信息化手段,获取设备使用过程中的运行数据,与 HIS、LIS、PACS 等系统进行数据对接,融合资产信息、技术管理信息及运营管理信息等,并从海量的数据中进行各项指标分析,对设备使用过程进行全程实时分析,自动提取所有与设备有关的准确数据,核算出医疗设备相关的检查次数、业务收入、投资回收期(年)等关键指标。

（一）单机效益分析

进行单机效益分析,展示各个科室单台设备的效益情况。可将数据进行导出及打印,分析内容包括设备信息、统计期间内设备总检查人次、总收入、总成本、总结余、收支结余率、投资回收期、年投资回报率等。支持按月进行单机效益情况对比分析。支持按照成本结构进行单机成本分析。

(二) 全成本核算

与 HIS、LIS、PACS 等系统进行数据对接,融合资产信息、技术管理信息及运营管理信息等,实现多信息融合,打破"信息孤岛"。核算出设备成本,其中成本包括折旧成本、医用耗材成本、维修维护成本等。

(三) 效益分析报告

科室效益分析报告包括月均效益监管、单台设备效益数据统计、月收入实际数据与预期数据对比、月检查次数年度同比、科室各类设备年收入年度同比及报告总结等。

单机效益分析报告包括效益概览、年度检查人次、年度收入、年度成本、年度利润比较分析、月度利润对比、单台成本收入利润对比、单台设备效益分析清单。

(四) 效益指标平台

搭建医院设备效益指标统一平台,实时查看医疗设备运营效益,包括经济效益分析及设备效益分析。

科室效益分析功能,包含科室收入同比查询、科室收入环比查询,实现科室收入排名,科室收益率排名。经济效益分析从设备收入、成本、投资回收期等方面进行分析展示。科室成本效益分析,包括科室总检查人次、总收入、总成本、总结余、收支结余率、投资回收期、年度投资回报率、年度设备维修费用与原值占比、设备维修费用与收入比值、已回收成本等方面进行统计,并支持按月进行横向对比。系统可进行风险指标的设置,对投资回收期大于 6 年的设备进行风险提示。

设备效益分析是从设备的预约时长、患者等待时长、报告等待时长等维度进行分析,结合设备使用效率分析,为医院减少患者等待时间、提升患者就医体验提供数据支撑。

五、辅助购置决策

经济合作与发展组织(Organization for Economic Cooperation and Development, OECD)成员国的 CT 及 MRI 等医疗设备的配置数据库面向社会开放。国内目前无类似公开的大型医疗设备数据库。在我国通常是由国家、省级相关学会或质量控制中心进行相关设备的数据统计和管理,但采集的数据公开化程度和结构化程度均不高,且现有研究多采用专家咨询或问卷调查法,其范围多局限于个别地区或医疗机构进行。因此,各研究无法形成合力来指导制定科学合理的配置与使用评价指标体系,在该种情况下,基于真实客观和全国性的大型医疗设备数据库,建立大型医疗设备配置与使用评估体系显得尤为迫切和重要。

大型医疗设备是医院管理的重要内容之一,如何利用每年财政拨款和医院的自筹资金科学合理地购置大型医疗设备是一个亟需解决的问题。

针对大型医疗设备采购涉及的多种场景:设备是否增加、设备是否更新、梯度配置等配置场景,利用构建大型医疗设备配置定量化评价指标模型及指数,实现对医院大型医疗设备的精准科学配置。

针对每一种配置场景,初步筛选决策指标,建立数据模型,通过模型的预算校正,不断修正权重及指标、提取数据、累积数据,最终形成分类设备的指标体系、医疗设备通用评价指标体系、CT/MR 等设备的高级功能指标体系。最终通过数据仓库(DW)、在线分析处理(OLAP)、数据挖掘(DM)和数据展示等技术,将数字转化为形象的图文和报表,再通过显示屏幕展示的方式,让医院管理者能迅速掌握医院的运营状况,真正实现数据赋能管理。

第二章　生命支持类设备

生命支持类设备,是维持生命指征的设备,如呼吸机、监护仪等,是急救不可缺少的设备。

随着现代医学的不断发展,作为各级医院基本设备配置的医疗设备正被广泛应用于医院的 ICU、冠心病监护病房(CCU)、麻醉手术室及各临床科室,是医院不可缺少的重要设备,尤其是对呼吸机、监护仪这类通用的急救设备。生命支持类设备与其他常规设备相比,具有闲时多、用时急、分布广、风险大等特点。针对这些特点,如何减少资源浪费,充分发挥生命支持类设备的效能,同时降低设备的使用风险,更好地保障临床医疗工作,显得尤为重要[100]。

随着数字成像技术、计算机软件以及网络技术的发展,医院逐渐步入了信息化管理阶段。医疗设备信息化管理程度与医院科学管理水平息息相关,其设备管理在信息化系统支持下,管理流程与工作效率均得到了大幅度提高。但初期的医疗设备管理系统,更加关注设备的维修维护,医疗设备的共享调配、维护保养、质量控制、风险管理以及效益评估等多方面发展相对缓慢。尤其是生命支持类设备的共享调配工作,在医疗设备信息化管理中处于相对滞后状态,使用科室更习惯于传统的手工记录方法,该方法虽简便快捷,但会出现设备调配不及时和使用率低等情况。

目前,大部分医院对生命支持类设备共享调配均采用纸质版手工登记方式记录,存在设备调配不及时、调配信息准确度差、保密性差以及信息查询不准确等问题,使得生命支持类设备使用率低。设备使用情况监测问题由于管理系统自身原因,无法动态监测设备使用情况,不能统一调度和统筹使用,造成部分设备长期闲置,降低了设备的利用率,直接影响医院效益、科研工作以及疾病的治疗,也无法适应信息时代信息共享的需求。设备租赁费用核算问题由于医院纸质化办公的特点,临床科室在租赁设备时,存在租赁设备时间不准确的现象,使得设备租赁费用核算误差较大,增加了临床科室和共享调配部门间的沟通成本。

为提高设备使用率,节约医疗设备购置费用,科学有效地管理医院呼吸机,提高其综合使用效率,在医院内部搭建呼吸机共享调配信息管理平台,全面规范呼吸机调配管理,实现呼吸机在医院运转的动态平衡,使得医院呼吸机能充分实现资源共享,提高医院应急保障水平,有效降低医疗风险,减少医疗纠纷发生,同时有效整合医疗设备资源。

平台采用软硬件结合方式,利用对呼吸机使用过程和设备状态进行实时统计和分析等核心技术,融合 HIS、HRP 等系统的基础数据,实现医院呼吸机从共享调配、使用效率以及成本效益分析等方面的精细化管理,为全面评估呼吸机共享调配和使用情况提供依据,为采购呼吸机提供准确的评价数据。

一、信息数据采集

呼吸机共享调配信息管理平台的数据来源主要包括 3 个部分:① 通过信息采集终端采集并上传至数据库的数据。② 通过与 HIS 系统等信息系统对接后的数据。③ App 端录入的信息[101]。

通过信息采集终端采集的数据涉及呼气潮气量、吸气潮气量、分钟呼气量、呼吸频率、吸气时间、吸呼时比、峰压、呼气末气压、吸入氧气浓度、模式、呼气压力等。

通过与 HIS 系统对接后的交换数据,融合资产信息、技术管理信息及运营管理信息等,实现多信息融合。目前已实现的融合信息主要为医疗设备基本信息,包括设备名称、设备品牌、设备型号、出厂编号、启用时间、保管人、责任工程师以及设备状况等信息。

二、共享调配信息管理平台功能

(一)设备共享调配

安装信息采集终端实时采集呼吸机设备运行状态,通过显示终端或手机 App 实时查看设备使用状态,包括开机、关机、工作、待机及故障等,实现呼吸机的集中调配管理,提高呼吸机使用效率,保证设备质量安全。同时,对呼吸机工作状态的具体时间及运行情况,自动生成设备使用记录并上传至共享调配部门的管理终端,临床科室无需指定专人纸质记录。

(二)设备动态监测

平台可实时查看呼吸机等生命支持类设备的使用数据,监测设备是否开机、是否正常使用等。数据包括设备资产概况、实时使用数据、数据刷新时间以及数据更新时间等。

（三）设备功能实时监测及报警

平台可监测采集数据是否准确可靠，数据错误时可及时报警。通过手机 App 端，可以对呼吸机使用状态、参数及报警信息进行实时查看，并可根据患者生命体征个性化设置报警阈值，便于及时将报警信息推送给相关人员快速响应。平台可实时查看呼吸机等生命支持类设备的报警信息，当设备出现报警时，后台可根据事先设置的报警推送人员范围，将报警信息推送到相关人员，保证报警情况的快速响应处理。对需重点关注患者，可在平台中设置报警阈值，当超出范围时自动报警，确保病情定制化对待。

（四）设备信息统计及费用核算

通过信息采集终端对呼吸机运行的开机时间、关机时间、开机时长、使用时长及运行状况等信息进行采集和记录，并从海量数据中进行分析，如根据医院制定的租赁价格自动计算租赁费用以及分析呼吸机的使用次数、业务收入等关键指标。

（五）设备定位

该平台使用的信息采集终端自带定位功能，可实时查看设备位置信息，实现设备租赁的动态管理，保证共享调配的及时性。

（六）质量检测

通过数据采集器自动采集医疗设备示值和质控仪示值，将质量控制数据上传至服务器，实现质量控制设备的动态监管。

第三章　手术室设备

医疗设备是医院诊疗业务的基础设施,是医院业务实施与技术发展的重要生产资料。大型医院拥有的医疗设备种类繁多,数量庞大,设备总值往往超过亿元,可占医院固定资产的 30%～50%。利用科学、高效的管理手段实现医疗设备全生命周期的精细化管理,充分发挥其使用价值,避免资源浪费,已成为现代医院管理的重要任务之一。

在传统的医疗设备管理模式中,设备工作量数据基本依赖人工统计,一些关键信息如设备的实时位置、开关机次数、运行时长等都无法自动获取,导致工作量数据的准确性与及时性较差,难以为设备的成本效益分析及资源调配提供准确可靠的数据。另外,按"谁受益谁承担"原则,医院共用设备的使用成本应准确分摊到各使用科室。以医院手术室为例,手术室一般拥有各种腔镜、超声刀、电刀、麻醉机等众多精密医疗设备,为医院各临床部门开展治疗和急救等业务提供支持,传统的设备成本分摊方法一般是按手术收入将这些设备折旧费由临床科室进行分摊,或者由手术室与多个临床科室根据以往工作量约定按一定比例进行分摊,这些分摊方式因缺乏准确的设备使用数据而难以做到真正的公平合理,从而制约了医疗设备管理水平的提高[102]。

以手术室最常用的腔镜设备为例,随着微创外科迅速发展,腔镜微创手术已在普外科、妇科、泌尿外科、胸外科、耳鼻喉科等领域广泛使用。腔镜辅助完成的手术具有创伤小、疼痛轻、术后并发症少、恢复快、住院时间短或不需住院等优点,日益受到广大患者及卫生工作者的推崇。而腹腔镜手术的成功,不仅需要有高超的技术水平,同时还需要有完好的腔镜设备、器械及手术室护士的默契配合。因此,腔镜设备、器械的维护与管理也是手术成功的保证,能有效地缩短手术时间,延长腔镜器械的使用寿命。为患者提供安全优质的腔镜手术服务。

为解决设备成本效益分析困难,尤其是共用设备使用成本分摊准确计算的难题,在医院手术室建设物联网设备管理平台,借助物联网及信息技术为手术室设备使用成本分摊和优化资源调配提供准确依据,以达到提高手术室设备管理水平和工作效率的目的。通过系统自动采集和计算设备一段时间内工作量数据,为设备折旧成本摊分和优化调配提供准确依据。

一、腔镜类设备使用效益分析

通过计算设备使用率、预期工作量符合率、年可开机时间、年故障次数、年故障时间、故障率和年度维护次数、检测次数等,进行设备使用情况评价;结合手术麻醉系统中相关数据,计算设备执行收入和使用人员经费,为经济效益评价提供支撑。

二、使用效率分析评价

通过计算设备使用次数、使用时长等,分析设备使用效率,避免设备闲置;分析不同科室设备使用率,准确核算各科室折旧成本、分配维保成本。为设备新增配置论证提供依据,既要满足临床手术需求又要避免医疗资源过度配置。

三、设备可靠性评价指标

分析设备平均故障间隔时间、故障率、平均修复时间,维修成本以及核心部件发生故障的频率等指标,对新购置的腹腔镜,增加对首次故障产生时间的评价。

四、人因可靠性评价指标

分析不同科室及不同术式使用故障率、不同术式对腹腔镜品牌型号的喜好度等。

分析内窥镜设备的人因可靠性,能有针对性地进行人员培训、流程完善,减少由于操作不当或认知误差造成的设备损坏,降低设备故障率及维修费用。基于数据统计,分析不同品牌型号的技术优点和不足,为不同科室设备选型提供数据支撑。

五、购置论证数据支撑

以运行情况评价结果为依据,规范设备使用管理,研究制定与完善管理制度和流程,提高腹腔镜设备的精细化管理水平,为腹腔镜设备购置论证提供数据支撑。

真正做到手术室共用腹腔镜设备的精细化管理,并通过腹腔镜设备运行数据作支撑,评价腹腔镜设备管理干预措施的效果,制定与完善管理制度和流程,进一步提高腹腔镜设备精细化管理水平。

第四章 内窥镜设备

内窥镜泛指经各种腔道进入人体内,用以观察人体内部组织形态的专用医学成像设备。根据成像原理不同,内窥镜可分为硬管式内窥镜、纤维内窥镜、电子内窥镜、超声内窥镜等。

目前,电子内窥镜在临床应用中最为广泛,超声内窥镜系统是将电子内窥镜与高频超声换能器结合起来的新型医学装备,由于其诊断范围和诊断能力大大增强,在大型三级医院中的应用也越来越多。随着早诊早治、癌症筛查的理念不断推进,医院配置内窥镜设备的数量不断增加,然而高端内窥镜设备的购置金额动辄百万元,合理对内窥镜设备进行经济效益单机核算和针对性精细化管理,促进该类设备合理配置及使用,成为医疗机构加强运营管理必须解决的问题[103]。

从医疗设备管理的角度来看,内窥镜设备具有两大特点:其一,各部件的通用性导致很难对单一设备进行使用效益评价。内窥镜设备在结构上主要包括主机部分和进入人体的镜体部分,非电子镜还必须具有连接在主机和镜体之间的摄像头(采集单元);电子镜的摄像头已集成在镜体内。由于手术过程中术者可能会遇到需交替使用多种内窥镜的情况,并且镜体部分在使用后需经过清洗消毒方可用于另一台手术,所以生产企业通常将主机和采集单元设计为通用式,主机、镜体和采集单元可以交叉匹配使用,不构成一一对应关系;甚至不同品牌的部分型号之间也可以交叉使用。因此,很难对单一设备进行使用效益统计。其二,多科室的共用导致很难对单一科室进行内窥镜使用情况统计。内窥镜设备属于高精尖医疗设备,购置成本相对较高,大型医院为了提高内窥镜设备的使用率,通常实行以手术室为主导、各科内窥镜设备统一管理的管理模式。各科室根据自己的业务需求申请购置内窥镜设备,但设备购置后由手术室统一管理,具备技术条件和需求的科室均可向手术室申请使用该设备。因此,很难对单一科室进行内窥镜设备使用情况统计。

由于上述两个特点,造成了内窥镜购置论证、使用评价、成本分配等诸多亟待解决的问题,管理难度很大。对内窥镜的管理,一直都是各大医院非常重视和不断探索的问题。

为加强内窥镜类设备精细化管理,对内窥镜设备进行效益分析,通过物联网技术,实现医院级医疗设备数据的信息化整合和使用,建立可量化的设备综合评价体系,通过物联网平台建设,利用大数据挖掘技术,通过数据多维度分析,对内窥镜等设备经济效益进行综合定量分析,构建手术室硬式腔镜精细化管理模型,对其使用效益进行分析。提升内窥镜设备精细化管理水平,提升设备使用效率,促进合理配置。

平台采用软件与硬件结合的方式,基于采集装置采集原理及连接方式,实时采集医疗设备自身视频输出端口的视频信号,进行实时数据采集与分析,将采集数据上传至服务器。另外,融合院内现有 HIS 系统、HRP 系统、体检系统、预约系统,收集设备收入数据、预约数据、维护费用、不可收费医用耗材费用、房屋折旧费用等基础信息,平台进行信息资源整合。实现对医疗设备运行情况、使用效率、成本和效益、临床使用评价等方面的精细化管理,为医院全面评估医疗设备的使用情况提供依据,为采购医疗设备提供准确的评价数据。

一、使用效率分析

系统的数据采集终端可以对医疗设备的状况进行监控并发送到数据接收终端,记录设备首末工作时刻,并实时查看设备使用状态,包括开机、关机、工作、待机及故障等。数据采集终端能自动获取设备实际使用时长,内窥镜设备预期使用时长设定为 8 小时,可计算出设备使用率,该指标能有效反馈设备是否闲置。根据设备使用率排名,能客观反映医院对不同类型内窥镜设备的需求情况,指导医院合理配置设备。

内窥镜设备工作明细数据采集器实时采集设备运行数据,并通过数据接口与院内系统进行对接,利用大数据分析方法,实现数据自动呈现。

二、单机成本效益分析

内窥镜设备单机成本效益核算有两个问题需要解决:其一,HIS 系统只能统计到同类设备的共同收益情况,例如某医院有 5 台电子胃肠镜系统具有相同的收费项目,收益情况无法精确到单台设备;其二,内窥镜系统原值应包含主机原值、内窥镜原值两部分,但主机及内窥镜数量、型号繁多,且两者并非一一对应关系,确定内窥镜系统原值比较困难。物联网管理平台基于信息采集终端模块利用图像识别技术,能精确、动态掌握内窥镜每月在不同主机上的使用情况,根据其在不同主机上的使用频率不同,将收益按照比例进行分摊,能获得单套内窥镜系统精确的收入数据。另外,通过与 HIS 系统、预约系统、HRP 系统对接,平台能实现自动核算单台内窥镜设备单机效益情况。

三、科学论证系统

获取医疗设备动态数据,宏观展示设备运行情况、效益数据、使用率的实时情况与决策报告分析,以全局视角提高医院内窥镜设备管理水平,提高医疗设备配置的科学决策水平、安全管理和使用效率评价监管体系建设。

内窥镜设备精细化管理后,能动态掌握内窥镜使用情况、实现单机效益自动核算,为医院全面评估内窥镜主机、内窥镜的使用情况提供依据,为设备配置及维保方式提供决策支持。

第五章 超声设备

目前,医保改革支付按疾病诊断相关分组付费(DGRs)实施,公立医院运营面临更大挑战,在保证疗效的基础上医院必须建立成本管控机制;另外,临床诊疗和医院发展离不开先进医疗设备的支持,最大限度地利用资金、合理高效的配置和利用医疗设备是摆在不少医院面前的问题。《国务院办公厅关于推动公立医院高质量发展的意见》(国办发〔2021〕18号)为现代医院的发展和转型指引了方向,公立医院的运行模式从粗放管理转向精细化管理,采用信息化的管理和分析手段,优化资源配置,提高医疗设备的社会效益和经济效益,促进医院长效健康发展[104]。

超声设备作为一种常见辅助性检查设备,各大医院均存在的普遍现状就是数量众多、品牌众多、分布科室繁杂且使用年限较长,再加上超声设备在使用中的人为技术操作及使用后的维护管理对临床人员及工程师要求较高,这些常见现象不仅给临床带来诸多困扰,同时也加大了设备管理的难度。超声设备本身可移动的特点,尤其是便携式超声经常出现找不到设备位置,终于找到设备发现设备正在使用中,无法进行借用。面对科室每年都要提出来的配置新设备和全套探头的购置申请,需通过手工统计的使用数据进行论证,不仅耗费人力、财力,还存在一定误差,是否该新购设备,该配置几台设备,新购设备应不应该配置全套探头,这些问题都没有真实、准确的客观数据支撑。

目前,大部分医院已经实行了医疗设备购置论证的制度,但由于设备数量庞大、数据获取困难等客观原因,尚未全面建立完善的设备入院后使用考核评价体系。为了促进超声设备合理使用,降低维修及投入成本,借助物联网及信息化手段,采集装置获取超声设备运行状态,并与医院现有的 HIS 系统、PACS 系统、超声报告系统等进行数据关联,建立超声设备管理系平台,使医院超声设备管理高效化、便捷化、精细化,通过翔实、准确的数据分析,提高院所设备使用效率,建立科学的采购评价体系,合理配置资源,降低设备使用成本,实现设备的精细化管理,开源节流,最终达到提高医院经济效益的目的。

一、科学论证体系

科学论证体系,为购置论证提供精准数据支持。例如临床科室需采购彩色多普勒超声检查(彩超)设备,系统可以提供原所有彩超设备的单机效益效率评价数据,为设备该不该买提供真实决策依据,保障临床业务使用的前提下,少买一台彩超可为医院节约200万元资金。另外,可以提供不同品牌设备使用效益效率情况,满足临床业务技术要求同时,可为采购品牌设备提供决策依据,例如某台进口设备市场价格在280万元左右,某性能优越的国产设备相比而言市场价格低很多,可以为医院节约十几万元资金投入;系统可详细提供已有超声探头使用情况统计,可为设备探头配置提供决策依据,单个探头市场价格也在10万元左右。主要目的将之前临床科室提设备采购申请,管理部门缺少真实评价依据,现在转化为设备采购、技术配置、使用效益效率主动管理,大大节省医院资金投入。

二、设备一览

按科室、品牌等分类可视化展示医院超声分布情况;设备使用状态可以做到实时查看、自动生成操作记录。数据采集终端可以对超声设备的状况进行监控并发送到数据接收终端,实时显示设备工作状态,设备管理者可以通过显示手持终端或手机App查看。

三、使用效率分析

系统可采集设备的24小时工作情况;同时实现对超声设备探头使用率的分析,为医院购置、使用超声设备及探头提供依据,降低探头配置规模,合理利用设备。

通过真实世界数据对超声设备的使用进行统计分析,基于数据结果优化管理,为设备配置、采购决策的提供了数据支撑,提升超声设备管理水平,促进医院高质量发展。

第七篇 | 大型医疗设备
集中采购管理

随着我国医疗体制改革的不断深入，医疗设备集中采购制度日益完善，有利于提高采购流程效率，解决以往采购活动预算编制粗糙、采购方式单一等情况。其是提升我国现阶段医疗服务的重要手段，也是集中采购创新管理的实践举措，对未来医疗设备采购管理具有积极意义。但在实际的医疗设备采购过程中，集中采购仍存在一定的问题，例如相关法律法规建设不完善、缺乏有效的管理机制、医疗设备行业及市场发展失衡等。针对这一现状，应采取有效策略予以解决，即进一步强化法律制度建设、规范集中采购管理体系、完善集中采购市场等，旨在强有力的推动医疗设备集中采购发展。

第一章 概　述

一、概念及作用

以各级国家机关、事业单位或团体组织为采购主体，以采购目录或达到限额标准的公共物资作为采购对象，利用财政资金进行采购的行为即为集中采购。其目的是为开展日常政务活动或者为公众提供服务，通过财政监督在法定的方式方法、程序等基础上，实行公开招标和公平竞争的采购过程，并由财政部门直接向供应商付款结算。一般情况下集中采购是以招标采购、有限竞争性采购以及竞争性谈判为主要形式。

集中采购是我国治理体系中的重要组成部分之一，具有满足在政府政务需要、保障公共财政支出符合市场经济发展的准则。因此，在执行集中采购政策时，需引进竞争机制，所以在制度层面上制约了短期寻租的腐败行为，通过建立相应的监督体系，以实现政府相关部门权益得到合理配置。而且基于集中采购行为的开展，有助于减少行政成本和财政支出。同时在经济领域内，按照实际国情执行集中采购政策，可以充分增强政府对经济增长的有效调控，确保宏观经济调节具有可操作性和合理性，实现国民经济总量达到平衡状态。另外，实施集中采购制度，有利于拉动需求、推动技术创新，对国民经济结构具有较好的优化效果。因此，集中采购对我国社会经济的发展可产生良好的保护作用，具有保障市场经济平稳运行的功能[105]。

二、构成要素

目前我国的集中采购主要包含 3 个构成要素：管理体制、一般程序与采购方式。

（1）根据集中采购的概念及定义，其管理体制的内涵是对各个参与主体间关系进行规范和处理的制度体系。按照集中采购的基础性架构而言，主要参与主体包含管理部门、执行部门和监督部门等。而从集中采购的管理和操作出发，其组织结构可分为管理组织系统、操作组织系统等。在管理体制中，财政部门是行使集中采购监管权力的重要机构，与其他相关政府部门向配合，推动管理体制的顺利实施和有效性。

（2）集中采购的一般程序，应符合我国现有的法律法规，由预算单位按照上一财政年申报批准的采购项目以及预算计划等，开展相应的集中采购活动。并由采购人员制定相应的采购计划，按照采购种类的差异性，向财政监管部门申请不同的采购方式，以实现本年度集中采购活动。在具体实施中，其基本程序包含 4 个环节：① 采购项目批准阶段，即合理编制采购预算，确立采购项目；② 采购合同形成阶段。确定采购组织模式和采购方式、开展采购行为、确定中标供应商、签订合法合理的采购合同等；③ 采购合同管理环节，主要包含对采购合同规定、验收以及付款等约定的执行；④ 妥善保管集中采购文件及档案[106]。

（3）集中采购方式是其重要的构成要素之一，按照相关法律规定以及要求等，对属于集中采购目录的物资，必须采用集中采购方式。通常情况下可实施政府集中采购，由政府组建的采购中心组织开展活动，部门集中采购是针对专业性较强的项目，主体是提出采购要求的预算单位。而集中采购的主要方式，一般包括公开招标、邀请招标、竞争性谈判、询价、单一来源采购等。

三、采购范围

医疗设备集中采购具有一定的范围要求，因为医疗设备的性质相对特殊，其是指在医学领域内拥有比较显著专业技术特征的物资和装备总称，例如器械、设备、软件、器具以及材料等用品。按照实际应用可分为诊断类、治疗类以及辅助设备等。目前阶段，医疗设备在各地财政部门发布的集中采购目录中，并属于集中采购目录，大多是由公立医院委托具有集中采购资质的社会中介机构，直接面向市场实施采购行为。同时按照不同地区的规定，开展集中采购的医疗设备金额有不同规定，对高于限额的医疗设备采用公开招标采购方式，对低于限额的物资采用分散采购，以此最大限度地节省采购成本。

第二章 重要价值

公立医院改革是当前我国医疗卫生事业发展的主要方向,在新医改进程不断加快的背景下,对医疗卫生以及服务水平的提升是至关重要的。同时为满足人们对医疗卫生服务的期待值,公立医院应建立高效低耗的管理目标,着重恢复医院的公益性质。在实践过程中针对医疗设备采购进行改革,采用集中采购制度。这是因为医疗设备是公立医院为人们提供医疗服务的重要辅助设施,也是医院管理的重点内容之一,有利于推动新医改的落实。因此,当前必须要重视医疗设备集中采购的实施,保证其科学采购、合理运行、以发挥良好的社会效益。并且应确保公立医院在合理范围内收回医疗设备成本,促进医院平稳运行。所以,基于目前阶段公立医院存在的诸多问题,应及时采取有效策略,通过集中采购模式,进一步降低人们的医疗费用,缓解看病贵等难题,切实推进新医改有效、顺利实施,提高整体医疗服务水平。

在新时代下,集中采购规模日益扩大,并在实际工作中逐渐重视政策功能,对医疗设备采购具有一定的导向作用。因此,研究医疗设备集中采购,有利于推动新医改的发展落实。同时在集中采购体制深化改革的基础上,有利于实现应采尽采,对公立医院的医疗设备采购具有很强的现实指导意义,有助于优化配置公共资源,促使医疗设备集中采购朝向正确方向前进,保证医疗设备的使用要求趋向标准化,有利于提高医疗服务质量,助力现代医疗卫生体制改革。对医疗设备实行集中采购具有非常重要的价值,尤其是在当前社会发展背景下,有利于进一步深化公立医院的改革,同时能降低医疗诊治费用,缓解人民群众看病贵的现实问题,并可对医务人员的薪酬制度进行优化,实现资源合理配置。

一、有利于深化公立医院改革

在当前公立医院改革的进程中,通过法人治理模式以及补偿机制的实施,在很大程度上拓展了资金来源渠道,对医疗服务体系进行良好的改善,并促使公立医院的空间布局以及规模等具有合理性,有利于优化配置医疗设备。而以往的公立医院建设资金主要来自财政拨款,但为更好地满足日益增多的患者及其对优质医疗资源的需求,往往会依赖银行贷款和运营收入,从而促使医院的运行具有逐利性,逐渐弱化公立医院的公益性质。因此,对医院采购中支出金额较大的医疗设备,应采用集中采购,在医疗卫生改革政策的支撑下,适当增加财政预算的卫生投入,充分完善卫生服务基础设施,有效解决基层卫生服务机构的条件,促使公立医院改革得到进一步深化[107]。

二、有利于解决患者看病贵难题

现阶段门诊患者的检查费用逐年攀升,医疗费用也处于递增状态。根据新一轮医疗卫生改革的目标要求,应以降低医疗费用为中心。而对医疗设备实施集中采购,则能有效降低医疗设备检查治疗的价格,按照医院等级制定差价,以实现患者分流,缓解看病难和看病贵的突出问题。同时对公立医院的患者医疗费用构成,一般包含检查费用、医药费、其他服务费等。针对药品价格虚高问题,需通过新医改进行重点解决,避免出现药品或设备等出现层层加码的情况。实施集中采购则能直接面向市场,与医疗设备供应商签订采购合同,以此降低医疗费用,减少患者的诊治支出。

三、有利于优化医务人员薪酬制度

对大多数公立医院来说,目前财政拨款额度仅能支付本单位的离退休人员工资。在实行绩效工资制度后,医务人员的薪酬与医院绩效和收入具有较大的联系。因此为获取更好的收益,降低医疗设备成本是当前医院管理首要关注的内容之一。对成本支出较大的医疗设备采用集中采购可最大限度地减少医院成本,促使医院整体收入增加,有利于优化医务人员的薪酬制度,基于薪酬与劳动不成正比矛盾的消除,实现医疗设备的合理配置和使用[108]。

四、国内外研究综述

目前,国外发达国家对集中采购具有较长时间的探索,并体现了重要的功能和价值。例如部分国外学者从集中采购主体的角度出发,提出委托私人企业进行专业化采购的观点,并由政府部门设立专门的监督管理部门,用于控制集中采购的寻租行为。这一实践过程,集中采购活动的开展与采购人员的专业素质之间具有较为密切的联系[109]。另外,也有部分学者针对集中采购中出现的问题进行探究,认为寻租问题的滋生由经办人员存在腐败和素质缺乏等导致,提出进一步完善内部控制制度等,对集中采购寻租行为进行规范[110]。此外,也有部分学者从采购职能的执行情况入手,认为其直接关系到医院效率和收入,当医院重视医疗设备等物资的采购管理,采用集中采购形式,能在很大程度上,提高效率。上述观点大多是在完善集中采购制度、发达市场体系等方面进行的研究,对我国现阶段的医疗设备集中采购具有很重要的借鉴意义。

在我国,集中采购是公共财政支出的重要部分。自 1996 年我国实施集中采购制度以来,在事业单位快速发展的背景下,公共采购的规模日益扩大,相关法制建设也趋于完善。进入 21 世纪后,《中华人民共和国政府采购法》颁布实施,为公共物资的采购行为提供了规范和指导。同时,也有大量学者对集中采购理论进行深入研究,主要集中在其政策功能、范围以及法制建设、管理体制等领域。不过就当前而言,关于集中采购理论的研究,总体上仍呈现出碎片化、未形成完整的理论体系的局面[111]。在集中采购实践过程中,应充分结合具体情况以及地方政策等。例如我国学者认为现阶段的公立医院设备集中采购处于较低的层次,其规模尚未达到相关要求,并且大部分采购行为具有分散性[112]。同时也有学者通过探究,认为医疗设备集中采购存在诸多问题,因为该类物资本身是一种特殊的货物,其质量以及精确度等对医疗服务和诊治安全性等具有较大的联系。而且医疗设备作为高新技术产品,更新换代速度较快,行业标准尚未统一,在采购选择时具有很大的难度。当进行医疗设备招标工作时,具有比较明显的专业性强、竞争不充分、采购金额大等特征,在实际采购管理中,很容易出现各种问题,影响采购效率[113]。结合国内研究现状,为确保医疗设备集中采购的规范性,应注重完善法律法规、健全管理体制以及规范行业及市场等,切实推动集中采购及医疗卫生体制改革。

第三章 存在的问题

一、相关法律法规建设不完善

从公立医院现阶段的医疗设备集中采购现状来看,其存在的主要问题是法律法规不健全影响了集中采购工作的开展,主要表现有以下几个方面。

(一)相关法律法规的适应性不足

我国当前实行的医疗设备集中采购的相关法律法规存在不适应性和冲突。虽然我国现行的《中华人民共和国政府采购法》对医疗设备集中采购进行了严格的规定,为活动开展提供了程序合法性和制度依据,但由于该法律规定对集中采购程序的合法性具有很强的依赖性,所以就会导致采购质量较低、价格无法降低、效率不高等问题。例如按照当前法律规范,实施集中采购行为主要是遵循采购人委托集中采购机构,或者是由财政部门认定且具有采购资质的中介机构进行,通过组建专家评审委员会进行评标。不过这一过程通常是以满足采购人意愿为目标,配合集中采购代理机构进行评标,难以梳理各个环节的责任,从而可能造成采购结构与预期目标不相符的情况,出现采购结果价格偏高等情况。

(二)内控机制尚未健全

在集中采购中,对内部控制机制的法律规范不够健全。一般情况下,采购人在医疗设备集中采购环节中,具有相对较大的权利,甚至可决定具体的技术要求、评分方法和采购方案等。因此,要求各个参与方均应遵循标准的集中采购流程和制度。但实际上,因为法律法规的不健全,导致采购人的内部控制制度建立不够完善,进而造成采购流程出现问题。例如医疗设备集中采购的采购人,均为各级卫生健康管理部门或者公立医院采购单位等,其具有很大的采购决策权和信息垄断权,在进行医疗设备选择和管理时,通常会出现较大的自由裁量权。当内部沟通机制不健全时,则可能导致采购程序不规范,经常发生预算编制不合理、超预算等状况。同时因内部制衡监控机制建设不全面,也会造成公立医院各个部门难以发挥有效的制约作用,对采购工作过程缺乏法制监管和内部控制,导致医疗设备集中采购面临监督不足、成本超预算等问题。

（三）救济制度建设不全面

《中华人民共和国政府采购法》确立了供应商的救济制度,规定了质疑和投诉等条款,并根据不同阶段实施集中采购的行政行为和民事行为。例如在采购过程中,如出现不利于供应商的情况,通过采用救济制度,能确保各方合法权益,促使集中采购具有合法性。而救济制度建设不全面,则无法营造集中采购的公平环境。例如集中采购行为带有较为明显的政策倾向,供应商往往处于比较被动的弱势地位,影响医疗设备集中采购的可持续发展,限制新医疗卫生体制改革的深化。虽然当前已经借鉴国外先进经验,建立超然纠纷处理机构,但仍不够全面,如出现因政府方过失导致经济损失,没有承担相应的法律责任并给予供应商经济补偿等,致使供应商权益遭受损害。因此,法律救济制度执行力较差成为医疗设备集中采购问题产生的重要因素之一[114]。

二、缺乏有效的管理机制

（一）监管部门的权限责任划分不合理

对医疗设备集中采购过程的监督管理,主体部门为各级财政部门,负责对集中采购政策的制定以及实施流程的监督。但在具体活动中,相关监管部门存在侧重监督、忽视管理的情况,导致执行集中采购政策时具有很大的随意性、管理缺位和越位管理等问题。例如在实际的集中采购环节,集中采购监管部门需对相关预算计划进行审批,并具有较大的自由裁量权。一旦缺乏对责任的合理划分和落实,则可能导致权责不一致,在制定采购政策时,未对采购人以及执行机构建议的充分考虑和采纳,无法体现政策需求,影响其可操作性。

另外,还存在内部监管机制不健全的问题。受各种复杂因素的影响,财政部门的内部监督能力较弱,尤其是对公开招标环节,存在采购人、代理机构以及供应商和评标人等双方或多方串通问题,同时对采购合同的执行缺乏有效内部控制,出现私自篡改合同、缺乏事前预防监督等情况,导致医疗设备集中采购的实效不佳。

（二）工作人员综合素质有待提升

在医疗设备集中采购的内部控制中,相关工作人员必须要熟练掌握现有的法规政策,合理开展流程,了解医疗设备基本配置和市场变化情况等。因此,各参与方的工作人员应具备较高的专业素养。但就目前现状来看,政府相关审批单位的工作人员对集中采购政策及流程缺乏深入了解,缺乏相关知识,而且对采购识别的技术指标等的理解相对浅显,存在较强的主观性,例如对进口设备和国产设备的选择存疑。同时公立医院的采购人员对集中采购政策掌握不全面,很容易出现技术参数疏漏。对委托采购单位工作人员主要存在对医疗设备背景把控不足,无法保障技术标准得到满足。

三、医疗设备行业及市场发展失衡

(一)市场垄断影响医疗设备集中采购

当前,我国的医疗设备生产企业数量较多,但通常是由高端设备生产企业占据被采购前列。并且其经营模式基本是分区域进行,市场价格透明度较低。在公立医院所需医疗设备配置不相同的情况下,同种设备的价格具有较低的可比性。而在技术方面,高端设备生产企业在销售中很容易形成技术壁垒,形成垄断地位。此时供应商在价格上占有绝对性地位,采购人往往被动接受价格,无法实现政府集中采购的优势。

(二)国产医疗设备的研发生产速度较慢

近年来,基于科学技术的不断发展,医疗设备的生产研发能力较以往有很大的提升。但其发展速度仍非常缓慢,与快速增长的市场需求不相适应,市场占有率存在不足。我国医疗设备产业虽然生产类别齐全,但产品研发水平仍处于相对落后状态,与国际知名的医疗设备生产企业的差距仍较大。对尚未发展成熟的国产医疗设备市场来说,需要依靠国家新医改背景下的倾向国产设备政策,以此推动医疗识别的研发生产进一步创新发展。

(三)医疗设备规范化及标准化水平不高

医疗设备行业最突出的缺陷之一是标准化水平不高,与其高度的市场化现状呈现相反的状态。根据医疗设备的使用性质,对技术含量的要求相对较高。一旦行业标准制定没有符合技术水平的发展,则可能导致市场上的产品质量参差不齐,需要采购人仔细辨别,防止劣质设备纳入招标范围。在很大程度上增加了采购人制定技术标准的难度,为保障医疗设备采购的有效性,则可能采用单一化来源的方法,不利于医疗设备集中采购方式的多元化发展。

第四章　体　系　保　障

一、强化法律制度建设

（一）健全相关法律体系

结合当前医疗设备集中采购存在的明显问题，应不断健全相关法律法规的建设。因此，从国家层面上看，需要进一步完善相关行政法规及制度规范，以此构建更加健全的集中采购法律体系，为医疗设备采购的全过程提供更为细化的操作依据，以实现明确的政策目标，推动集中采购的公平公正性。在此基础上，首先按照社会发展现状以及未来医疗设备市场的运行规律及趋势，补充完善《中华人民共和国政府采购法》，明确监管部门责任、提高信息披露质量、透明评标程序等。其次，适当出台适应各地实际情况的管理条例和政策规范，确保医疗设备集中采购的有序实施。

（二）深化内控机制改革

为保障医疗设备实行集中采购的有效性，须深化内控机制的改革措施。按照集中采购的管理体制现状，基于"采管分离、政事分开、相互制约、机构分设以及强化监督"等原则，尽可能实现集中采购政策目标。因此，在实际过程中，应先梳理集中采购的功能定位，明确详细的采购管理体制，优化权责分配制度、确定各相关方之前的关系，构建系统化的有机整体，协同推进医疗设备集中采购的效应进一步增强。

（三）健全独立的集中采购申诉制度

为充分保障供应商的合法权益，应完善法律救济制度，通过建立独立的集中采购申诉制度和机构，对采购行为中出现的各种问题，进行依法裁定。同时基于申诉机制可对集中采购监管部门的自由裁量权采取一定的限制，避免出现信息垄断的情况，最大限度地维护医疗设备集中采购的公平性。另外，还需持续深化新医疗体制改革，注重对财政补充机制的完善，对公立医院进行管办分离、法人化治理，充分保障集中采购行为按照医院规模级别配置，防范出现采购风险。

二、规范集中采购管理体系

（一）规范采购人的内部控制机制

解决医疗设备集中采购存在的管理问题，则需充分规范采购人的内部控制机制,应从医疗设备采购计划权、采购权、质量验收以及资金结算等方面强化监管。因此,在新医改环境下需要对现有的采购资源进行整合,并设置相对集中的专职采购部门,通过规模化医院平台开展医疗设备的集约化采购模式。有利于充分实现采购资金的统一管理,并实现良好的预算控制。所以公立医院要重视医疗设备预算管理组织的建立,健全相关采购管理制度、规范采购流程、制定采购计划,注重医疗设备的全价格控制,资金结算权与质量验收分离等。确保采购人的内部控制具有高效性和可操作性,提高集中采购效率。

(二)建设专业人才队伍

因为医疗设备集中采购工作具有比较明显的政策性、技术性和法律性,所以要求相关人员具备高度的职业素养和责任心。公立医院需要加强培养和建设医疗设备采购人才队伍,强化学习培训工作、扩大培训范围,着重对医疗设备集中采购的决策人员、财务人员、执行人员等,进行系统化的知识学习和业务培训,主要内容为相关法律法规、集中采购流程、申报流程,掌握合同管理、商业谈判等专业知识内容,促使集中采购工作人员与其岗位职责相适应。另外,还要建立健全集中采购的选人、用人机制,注重对道德修养的教育学习,构建一支具有高素质水平、良好责任心的专业化采购团队。

(三)完善集中采购市场

1. 加快完善电子交易平台

针对目前医疗设备市场存在的垄断现状,应加快电子交易平台的完善建设。近年来,为有效提高医疗设备的集中采购效率,国家建立了电子化集中采购制度,并在法律规范中肯定其价值和作用。因此,在打破垄断的过程中,可依靠电子信息平台的统筹机制,实现信息透明公开。同时,为消除技术壁垒,防范分割市场,应强化建设全国集中采购管理交易平台,将中央与地方的电子化采购平台进行统筹协调。实现供应商数据库、价格数据库、评审专家数据库等共享。并公开集中采购项目的预算情况,完整披露采购结果及合同信息等,尽可能地降低采购成本。

2. 推动医疗设备产业健康发展

要想实现医疗设备集中采购的高效性和可操作性,需要切实保障医疗设备产业健康发展。因此,在新医改实施进程中,公立医院需要注重对医疗设备的更新换代及优化配置,以此为国产医疗设备研发、生产提供强大动力,促进其朝向高端化发展,缩小与国际领先生产企业之间的差距,以占领更大的市场份额。所以国家应针对拥有重大高尖端研发项目给予相应的政策支持,培育本土化先进企业,为集中采购提供良好支持,保障医疗设备采购质量,提高现代医疗服务水平。

3. 持续完善医疗设备技术规范

为进一步促进我国医疗设备集中采购的规范性和标准化,需要制定完善的技术准则,将个性化需求与共性化需求进行统一,保障医疗设备具有良好的专业性。例如对通用医疗设备,应先由集中采购管理部门开展需求标准的建立健全,再由行业内专用设备试点以及行业主管部门等,对产品需求标准进行起草。经过集中采购部门批准通过后,保证集中采购预算计划的有序实施,确保采购流程的科学化,从而实现医疗设备集中采购的高效性,最大限度地降低风险。

综上所述,在新医改背景下,对医疗设备采用集中采购具有重要价值,有利于推进公立医院改革、缓解看病贵、医务人员薪酬制度优化等,对现代医疗体制的创新发展产生积极意义。而在实践过程中,医疗设备集中采购存在一定的问题,例如法律法规不健全、采购管理体制不合理以及行业市场发展不完善等。因此,相关部门及公立医院需要采取有效措施进行解决,具体建议是完善有关法律规定并强化制度建设,同时规范集中采购管理机制、坚持科学原则重点发展集中采购市场,以此尽可能地提高医疗设备集中采购质量,持续深化医疗卫生改革以及集中采购体制改革。

参 考 文 献

［1］任英,张德蒙.海藻酸盐医疗器械相关标准及质量控制要点[J].中国修复重建外科杂志,2019,33(8):1041-1044.

［2］李海宁,杜晓丹,陈鸿波,等.我国医疗器械标准法规解读和思考[J].中国药事,2019,33(6):655-660.

［3］郑佳,易力,李静莉.美国医疗器械认可共识标准管理体系研究[J].中国医疗器械杂志,2018,42(2):119-121,132.

［4］张娴,张斌斌.浅谈医疗器械质量监督抽查检验工作及问题分析[J].中国医疗器械信息,2018,24(5):1-2,31.

［5］许慧雯,王越,杨晓芳,等.医疗器械标准体系进展[J].中国医疗器械杂志,2018,42(1):49-52.

［6］刁春芳,高旭年.浅谈医用电气设备电磁兼容标准在我国的进展及现状[J].分子诊断与治疗杂志,2017,9(6):437-438.

［7］何燕英,周良彬,王越.我国医疗器械标准化工作现状及制约因素应对的初步探讨[J].中国医疗器械信息,2017,23(21):8-11.

［8］朱国香,臧恒昌.ISO 13485 新版标准在无菌医疗器械质量管理中的进展研究[J].中国医疗器械信息,2017,23(19):8-10.

［9］李蕊,周巍,刘立科.医疗器械电子版标准管理中有关问题的探讨[J].中国医疗器械信息,2017,23(18):38,78.

［10］杜珩,秦黎.浅谈医疗器械物理实验室标准物质[J].中国医疗器械信息,2017,23(17):40-41,57.

［11］曹丽梅,刘明理,赵宗阁,等.国家药品标准物质管理系统的建立及介绍[J].中国药事,2017,31(8):882-886.

［12］杜然然.我国医疗器械标准化建设的协同机制研究[D].北京:北京协和医学院,2012.

［13］李宝林.医疗器械执行标准协调性探讨[J].中国医药科学,2020,10(22):238-241.

［14］Iduri B, Bankuru R, Yarnevic R. Commentary: applying QMS principles to a medical equipment management program [J]. Biomedical Instrumentation & Technology, 2019, 53(5):342-346.

［15］Iadanza E, Gonnelli V, Satta F, et al. Evidence-based medical equipment management: a convenient implementation[J]. Medical & Biological Engineering & Computing, 2019, 57(10):2215-2230.

［16］Saleh N, Salem AR. An automated medical equipment management system proposed for small-scale hospitals[J]. Journal of Clinical Engineering，2017，42(4)：E1－E8.

［17］孙业,李欣,楼晓东,等.医疗器械风险管理发展新特点浅析——新版 ISO 14971 标准解读与探讨[J].中国医疗器械信息,2020,26(5)：8－13.

［18］黎聪,张培茗,方旭超,等.UDI 在医疗器械全生命周期中的应用[J].医疗卫生装备,2019,40(12)：71－73,85.

［19］许慧雯,郑佳,王慧超,等.新形势下医疗器械标准化体系研究[J].中国药事,2019,33(10)：1087－1092.

［20］倪佳晟,陶麒麟,朱宏敏,等.基于 HRP 系统建立符合 JCI 标准的植入性医疗器械管理体系[J].中国医疗器械杂志,2019,43(4)：310－312.

［21］于欣,母瑞红,余新华.中美医疗器械标准管理对比研究与启示[J].中国药事,2020,34(8)：877－881.

［22］丁金聚,刘斌,郭亚娟.浅议管理在医疗器械性能评价过程的应用[J].口腔颌面修复学杂志,2020,21(3)：168－172.

［23］张纳,格根塔娜,李伟,等.从不良事件监测角度探讨医疗器械管理[J].北方药学,2020,17(8)：193－196.

［24］黄琬纯,李新天,张兴华,等.我国医疗器械注册人制度试点实施的风险分析及策略探讨[J].中南药学,2020,18(2)：318－321.

［25］林青,熊金芹,陈军.新监督法规下医疗设备全生命周期管理实践[J].中国医疗设备,2019,34(11)：128－131.

［26］周冬,张毅,朱静,等.安徽省医疗器械生产许可检查缺陷项目分析及对策建议[J].中国药业,2019,28(1)：81－84.

［27］刘歆,杨义强,王晓瑜.创新医疗器械 PET/MR 上市后不良事件监测与再评价要点探讨[J].中国医疗器械信息,2019,25(15)：18－21,56.

［28］余雄武,李世富,何明珠,等.医疗器械全生命周期信息化管理的研究与实践[J].医疗装备,2020,33(9)：76－77,85.

［29］许玉林.便携急救呼吸机基于临床使用的特殊风险[J].中国医疗器械杂志,2020,44(4)：319－321.

［30］兰德尔·威尔逊.项目管控——完美掌控成本和进度[M].郗悦,译.北京：中国人民大学出版社,2021.

［31］张锐.公立医院大型医疗设备采购项目管理体系优化研究[D].天津：天津工业大学,2020.

［32］吴日鹏,熊红品.医院大型医疗设备的论证管理[J].医疗装备,2017,30(3)：83－84.

［33］潘敏敏.大型医疗设备购置的决策分析[D].杭州：浙江大学,2018.

［34］温林.四川省卫计委大型医疗设备采购管理改革的案例研究[D].成都：电子科技大学,2017.

参考文献

[35] 叶海荣,杨智才,许旭光,等.医院大型医疗设备购置论证和验收管理[J].医疗装备, 2015,28(13):51-52.

[36] 潘光添,姚剑峰,曾斯宁,等.深圳市新建公立医院大型医疗设备采购论证规范化管理 实践探索[J].中国医疗设备,2020,35(4):121-123,154.

[37] 吕建锋.医院医疗设备采购管理环节的信息化建设[J].保健文汇,2020(20): 244-245.

[38] 范时蓉,袁柏桦,杨姣.公立医院医疗设备采购的信息化管理模式分析[J].职业卫生与 病伤,2020,35(5):320-322.

[39] 温燕清.医院医疗设备采购管理中的问题及应对措施[J].医疗装备,2019,32(5): 42-43.

[40] 卢志民.浅析医院医疗设备采购管理规范化的应用价值[J].特别健康,2018(13):287.

[41] 邢昊昱.医院医疗设备采购的规范化流程管理的探索[J].重庆医学,2016,45(12): 1716-1717.

[42] 段雨超.XY医院医疗设备采购管理改进研究[D].西安:西安理工大学,2016.

[43] 方质强.医院医疗设备采购管理环节的信息化分析[J].饮食保健,2019,6(38): 284-285.

[44] 彭晓珂.医院医疗设备采购管理环节的信息化分析[J].中国医疗器械信息,2018,24 (22):157-158.

[45] 杨碧新.公立医院医疗设备采购管理信息化探析[J].科学与信息化,2018(23): 173,175.

[46] 钟燕萍.医院大型医疗设备采购验收及档案管理探究[J].兰台内外,2018(6):77-78.

[47] 李威.管理会计在医院大型医疗设备采购中的应用[J].管理学家,2018(9):106-107.

[48] 张和华,向华,吴旋,等.军队医院医疗设备单一来源采购方式管理的探讨[J].医疗卫 生装备,2015,36(2):144-145.

[49] 李树丰.某三级甲等教学医院大型医疗设备采购管理与绩效评价[D].济南:山东大 学,2009.

[50] 谢伟柯,陈伟豪.公立医院医疗设备采购合同管理中的常见问题及应对策略[J].医疗 装备,2019,32(19):46-47.

[51] 魏菡,张玥婷,张海军.医院医疗设备采购组织形式及流程规范化管理研究[J].中国市 场,2019(25):174,176.

[52] 罗音芝.基于平衡计分法的大型医疗设备绩效评价体系的构建与应用探究[J].中国医 疗设备,2020,35(8):126-129,156.

[53] 阎嶂松,刘兆宇,朱国庆.研究型专科医院大型医疗设备绩效评估体系的研究[J].中国 医学装备,2020,17(6):139-142.

[54] 许晔.疗养院大型医疗设备绩效评估体系构建[J].新会计,2020(5):55-58.

［55］娄婉,常作孝.公立医院大型医用设备使用绩效评估研究[J].纳税,2019,13(25)：294.

［56］车得飞,王凡,高政南.大型医疗设备绩效考核评价管理体系的实践研究[J].中国医院统计,2019,26(1)：41－43.

［57］成学慧,曹晓萌,赵子璋.大型医疗设备绩效评价体系建立与实践探讨[J].医疗卫生装备,2019,40(1)：73－76,99.

［58］邱东魁.基于医疗大数据的大型医疗设备绩效考核的可行性探讨[J].智慧健康,2018,4(19)：31－32.

［59］孙晶晶,蔡建强,戴建荣.大型医疗设备绩效评价体系在我院的应用分析[J].中国医疗设备,2018,33(3)：172－174.

［60］姬宇虹,韩雪飞,田小亨.基于医疗大数据的大型医疗设备绩效考核的可行性分析[J].中国医学物理学杂志,2017,34(11)：1180－1184.

［61］李平,修永新,赵健.基于2005—2014年CNKI与万方数据库的大型医疗设备绩效指标的文献计量学研究[J].中国医疗设备,2017,32(3)：58－61.

［62］米永巍,伍瑞昌,于弘.大型医疗设备绩效评估的现状与展望[J].医疗卫生装备,2019,36(3)：116－117,135.

［63］张昊,王韬,白波.数字化医院大型医疗设备绩效评价方式的改进研究[J].中国医学装备,2019,11(10)：5－7.

［64］吴欣.基于数据包络分析的公立医院大型医疗设备效率评价[J].中国医疗设备,2019,29(8)：29－31,97.

［65］钱明理,黄丹青.公立医院大型医疗设备绩效评估[J].解放军医院管理杂志,2018,19(5)：424－427.

［66］冷文,许锋,陈薇薇.大型医疗设备管理绩效评估体系构建研究[J].医疗卫生装备,2018,31(11)：95－97.

［67］聂静静,徐乐.质量控制体系在医院医疗设备管理中的应用效果[J].医疗装备,2021,34(11)：75－76.

［68］苏梅琴.医院医疗设备的质量控制管理浅析[J].中国设备工程,2021(8)：66－68.

［69］潘哲.预防性维护在医院医疗设备管理及质量控制中应用[J].中国医疗器械信息,2020,26(14)：186－188.

［70］钟宁.医院医疗设备的质量控制管理[J].医疗装备,2020,33(11)：85－86.

［71］王国利.探讨医院大型医疗设备维修管理、维护保养与质量控制管理[J].中国医疗器械信息,2020,26(10)：188－190.

［72］龚睿.医院医疗设备质量控制管理工作的实施和改进措施[J].中国医疗器械信息,2020,26(7)：154－156.

［73］杨涛,谢霁,刘大伟.浅谈医院医疗设备管理过程的质量控制[J].设备管理与维修,2020(7)：9－10.

[74] 冯波.医院医疗设备质量控制体系的构建[J].医疗装备,2020,33(2)：53-54.

[75] 褚永华.综合医院医疗设备质量管理的关键路径探讨[J].中国医疗器械信息,2020,26(1)：160-162.

[76] 许慧祥,王建霞,范宝林.基于医院资源规划系统的设备计量管理模块设计[J].中国医学装备,2019,16(8)：105-108.

[77] 陈楠,王清弘,康晶晶.医院医疗设备质量控制管理面临的问题与解决措施[J].医疗装备,2019,32(10)：60-61.

[78] 康晶晶,冯娇娇,陈楠.医院医疗设备质量控制体系的构建[J].医疗装备,2019,32(8)：59-60.

[79] 张雄.采用"德尔菲法"加强医院对医疗设备采购过程中质量控制的管理分析[J].世界最新医学信息文摘,2019,19(24)：3-4.

[80] 罗丽.如何认识医院医疗设备检测和安全质量管理控制[J].建材与装饰,2018(51)：189-190.

[81] 罗德彬.医院医疗设备管理过程中的质量控制[J].医疗装备,2018,31(23)：72-73.

[82] 陈奕杏.应用性能管理云管家管理模式在医疗设备维保中的应用[J].医疗装备,2022,35(9)：87-89.

[83] 毛琳琳,郑焜,沈云明,等.基于RFID的医疗设备全生命周期资产跟踪管理系统[J].中国医疗设备,2022,37(1)：9-11,32.

[84] 雷子镇,雷兴菊,张秀香,等.浅谈基于信息化的医疗设备维保跟踪管理[J].医疗装备,2021,34(15)：81-82.

[85] 黄薇.医疗设备的使用效益与跟踪管理探究[J].现代经济信息,2018(4)：95.

[86] 王恒地,罗少华,林忠款,等.大型医疗设备使用效益的跟踪管理[J].中国医疗设备,2019,24(10)：69-70.

[87] 闫舒,刘莹.从持有人视角对医疗器械不良事件监测和再评价工作现状的调查与思考[J].医疗装备,2022,35(7)：30-32.

[88] 吴立顺,周丽君.信息化在医疗器械不良事件监测报告工作中的应用[J].医学美学美容,2021,30(3)：191.

[89] 杨飞,翟伟,梁伟,等.北京市医疗器械上市许可持有人贯彻落实《医疗器械不良事件监测和再评价管理办法》的实践与研究[J].中国医疗器械信息,2021,27(17)：3-6.

[90] 茅耆对,丁静,任文霞,等.体外诊断医疗器械不良事件全程化云监测模式研究[J].中国医疗器械杂志,2019,43(3)：205-208,219.

[91] 谭宝滢,宣建伟.医疗器械不良事件监测评价体系研究[J].中国处方药,2019,17(6)：20-22.

[92] 刘玉菲,尹爱群.医疗器械上市许可持有人不良事件监测问卷调查结果分析[J].中国卫生产业,2021,18(24)：188-190,194.

［93］张舒雅.医院医疗设备档案管理中存在的问题及对策探讨[J].现代企业文化,2021,24(26):45‐46.

［94］肖谋飞.如何做好基层医院医疗设备档案管理工作思路分析[J].消费导刊,2021,22(37):290‐291.

［95］杨波,吴萍,荣瑶.大型医疗设备档案管理系统设计与实现[J].中国医学装备,2021,18(8):175‐177.

［96］张维,周君,魏守奕.基于医院资源规划系统的医疗设备采购全流程管理[J].中国医学装备,2021,18(8):170‐174.

［97］孔稳.加强医疗设备档案规范化管理措施的探讨[J].中国医院建筑与装备,2021,22(6):69‐71.

［98］华长江,许鸣,张亮.医疗设备的分类管理研究[J].医疗卫生装备,2014,35(10):133‐135.

［99］王笛,许峰,周传坤,等.大型医用设备配置与使用管理现况及策略研究[J].中国医学装备,2021,18(5):136‐139.

［100］张鹏,张文捷,周明山,等.某三甲医院医疗急救、生命支持类设备管理模式的研究[J].江苏卫生事业管理,2022,33(9):1237‐1251.

［101］张虹,高关心,王学军,等.医院呼吸机共享调配信息管理平台的建立与应用研究[J].中国医学装备,2020,17(5):177‐181.

［102］苏晓舟,李玲,张文峰,等.物联网新技术在手术室设备精细化管理中的应用研究[J].现代医院,2021,21(11):1749‐1751.

［103］苏晓舟,李玲,张文峰,等.物联网技术在医疗设备精细化管理中的应用——以内窥镜设备为例[J].中国医疗设备,2022,37(6):110‐114.

［104］毛瑞,罗艳,黄鑫,等.基于数据分析的超声设备精细化管理研究[J].中国医学装备,2022:671‐675.

［105］都兰.我国医疗设备政府采购存在的问题及对策分析[D].呼和浩特:内蒙古大学,2015.

［106］赵畅.对公立医院政府采购相关的内部控制的改进[D].北京:北京交通大学,2020.

［107］黄燕.医疗设备政府采购招标档案管理初探[J].中国卫生标准管理,2017,8(2):12‐13.

［108］张和华,刘子侨,赵平,等.协议供货在医院基础医疗设备采购中的应用[J].医疗卫生装备,2017,38(1):131‐132,139.

［109］Mujević M. Analysis of public procurement of translation services from the point of view of issues and solutions in the actual procurement practice in Montenegro [J]. Babel, 2019, 65(6):804‐816.

［110］Wojciech H. In-house procurement‐the Discretion of Member States confirmed, the relationship with Competition Law remains open[J]. European Procurement and Public Private Partnership Law Review，2019，14(4)：262-267.

［111］沈良.苏州 A 公立医院医疗设备政府采购中的问题与对策［D］.苏州：苏州大学,2020.

［112］谢枫.医疗设备公开招标采购监督的重点及措施［J］.中国继续医学教育,2017,9(30)：16-18.

［113］郭丽凤.医疗设备政府采购的常见问题及对策［J］.医疗装备,2017,30(1)：97.

［114］王瑞青,刘凤玲,王肖静.对医院医疗设备采购管理工作的分析［J］.临床合理用药杂志,2017,10(2)：162-163.

参
考
文
献